**SOWNDERYA R
NEETHA BHARGAVA
NANCY SRIVASTAVA**

BIOMATERIAIS UTILIZADOS NO TRATAMENTO PERIODONTAL

SOWNDERYA R
NEETHA BHARGAVA
NANCY SRIVASTAVA

BIOMATERIAIS UTILIZADOS NO TRATAMENTO PERIODONTAL

Revolucionando o tratamento periodontal: O papel dos biomateriais

ScienciaScripts

Imprint

Any brand names and product names mentioned in this book are subject to trademark, brand or patent protection and are trademarks or registered trademarks of their respective holders. The use of brand names, product names, common names, trade names, product descriptions etc. even without a particular marking in this work is in no way to be construed to mean that such names may be regarded as unrestricted in respect of trademark and brand protection legislation and could thus be used by anyone.

Cover image: www.ingimage.com

This book is a translation from the original published under ISBN 978-620-7-47082-2.

Publisher:
Sciencia Scripts
is a trademark of
Dodo Books Indian Ocean Ltd. and OmniScriptum S.R.L publishing group

120 High Road, East Finchley, London, N2 9ED, United Kingdom
Str. Armeneasca 28/1, office 1, Chisinau MD-2012, Republic of Moldova, Europe
Printed at: see last page
ISBN: 978-620-7-66090-2

ÍNDICE

INTRODUÇÃO

Os dispositivos que substituem uma parte ou função do corpo de uma forma segura, fiável, económica e fisiologicamente adequada são fabricados com biomateriais. Atualmente, é utilizada uma vasta gama de ferramentas e materiais no tratamento de doenças ou lesões. Exemplos destes incluem suturas, agulhas, cateteres, placas, obturações dentárias, etc. Só quando o método cirúrgico assético do Dr. J. Lister foi criado, na década de 1860, é que a utilização de biomateriais se tornou viável. Quer os biomateriais fossem ou não utilizados nos tratamentos cirúrgicos anteriores, a infeção era normalmente a razão do fracasso.

A utilização de técnicas baseadas em biomateriais para reconstruir os tecidos periodontais tem sido objeto de um estudo aprofundado [1] . Durante muitos anos, a regeneração periodontal foi conseguida utilizando a regeneração tecidular guiada/regeneração óssea guiada (GTR/GBR) [2] . Os polímeros poliméricos são utilizados como barreira física nos sistemas GTR/GBR. Esta barreira promove a regeneração dos tecidos periodontais ao impedir o crescimento de tecidos conjuntivos e epiteliais na área danificada. Para a perda óssea alveolar vertical (deficiências de três paredes e de furca classe II), a eficácia do método GTR/GBR foi demonstrada[3] , mas não para a perda óssea alveolar horizontal. Para melhorar a regeneração dos tecidos, os enxertos devem ser utilizados em conjunto com as actuais membranas GTR/GBR, uma vez que estas não possuem qualidades regeneradoras de tecidos.

Novos materiais biomiméticos e técnicas de fabrico de andaimes que podem replicar as condições naturais da matriz extracelular (MEC) foram criados para a regeneração dos tecidos periodontais devido aos avanços na engenharia de tecidos e na nanotecnologia. Do ponto de vista dos biomateriais, os desenvolvimentos mais recentes na regeneração periodontal são explicados neste artigo. Em primeiro lugar, apresentamos um resumo dos vários biomateriais de enxerto naturais e sintéticos utilizados para a regeneração dos tecidos periodontais, bem como das membranas GTR/GBR. Em seguida, apresentamos os últimos avanços em biomateriais e scaffolds polivalentes para a regeneração do osso alveolar, PDL e cemento. Em conclusão, oferecemos recomendações terapêuticas e pontos de vista sobre a aplicação de materiais de suporte biomiméticos para a reconstrução de tecidos periodontais funcionais e hierárquicos.

HISTÓRIA

A história dos dispositivos protéticos acompanhou o avanço da investigação médica, tendo as suas raízes nos primórdios da filosofia médica humana. Dado que muitas civilizações antigas não tinham registos escritos e que os contos históricos eram transmitidos oralmente através de canções, poesia e sagas, é um desafio identificar as primeiras instâncias de reconhecimento da deformidade humana e a necessidade de reabilitação. Dependemos dos antropólogos e arqueólogos para decifrar a mitologia, as obras de arte e os artefactos para determinar as origens. As pessoas com deficiência sempre tiveram um lugar único nas nossas culturas e em várias mitologias globais. Os primeiros princípios das próteses foram criados e ainda hoje são utilizados. Eram incrivelmente eficazes na sua função. Os primeiros registos de próteses ou implantes remontam à era neolítica. A trepanação da cabeça, a substituição de dentes e a regeneração óssea eram os três procedimentos cirúrgicos mais comuns. Desde o início, foi utilizada uma grande variedade de materiais, incluindo osso alogénico ou mesmo xenogénico para estruturas ortopédicas, para além dos materiais originais de origem natural, madeira, nácar e marfim. Os dentistas antigos utilizavam dentes de cães, vitelos, focas e narvais como substitutos de dentes em falta. Mais tarde, com o avanço da tecnologia, cirurgiões e "cientistas" - muitas vezes a mesma pessoa - introduziram o metal como material para próteses e implantes. Utilizavam chumbo, cobre, prata e ouro, todos com níveis de pureza relativamente elevados. Numerosas descobertas arqueológicas que demonstram inequivocamente que os pacientes operados sobreviveram ao procedimento cirúrgico, pelo menos fisicamente, demonstram o sucesso de tais instrumentos médicos.

DEFINIÇÕES DE BIOMATERIAIS

1) Um biomaterial pode ser simplesmente definido como um material sintético utilizado para substituir parte de um sistema vivo ou para funcionar em contacto íntimo com tecidos vivos.

2) O Conselho Consultivo de Biomateriais da Universidade de Clemson definiu formalmente um biomaterial como "uma substância sistémica e farmacologicamente inerte concebida para ser implantada ou incorporada em sistemas vivos".

3) Black (1992) definiu os biomateriais como "um material não viável utilizado num dispositivo médico, destinado a interagir com sistemas biológicos".

4) Bruck (1980) definiu os biomateriais como "materiais de origem sintética e natural em contacto com tecidos, sangue e fluidos biológicos, destinados a serem utilizados em aplicações protésicas, de diagnóstico, terapêuticas e de armazenamento sem afetar negativamente o organismo vivo e os seus componentes".

5) Williams (1987) definiu os biomateriais como "qualquer substância (exceto medicamentos) ou combinação de substâncias, de origem sintética ou natural, que pode ser utilizada durante qualquer período de tempo, como um todo ou como parte de um sistema que trata, aumenta ou substitui qualquer tecido, órgão ou função do corpo".

SELECÇÃO DE MATERIAIS BIOMÉDICOS

O processo de seleção de materiais deve, idealmente, obedecer a uma sequência lógica que envolva:

1. Análise do problema.

2. Consideração da necessidade.

3. Consideração dos materiais disponíveis e das suas propriedades

4. Escolha do material.

A escolha de um material biomédico específico é atualmente determinada pela consideração dos seguintes aspectos:

1. Uma especificação correcta da função pretendida para o material.

2. Uma caraterização exacta do ambiente em que deve funcionar e os efeitos que esse ambiente terá sobre as propriedades do material.

3. Uma definição do período de tempo durante o qual o material deve funcionar.

4. Uma compreensão clara do que se entende por "seguro para uso humano".

À medida que o número de materiais disponíveis aumenta, torna-se cada vez mais importante estar protegido contra produtos ou materiais inadequados, que não tenham sido objeto de uma avaliação exaustiva. A maioria dos fabricantes de materiais tem um programa de garantia de qualidade alargado e os materiais são testados exaustivamente antes de serem disponibilizados ao médico de clínica geral.

1. **Especificações normalizadas:** Estão atualmente disponíveis muitos ensaios de especificações normalizadas de organizações de normalização nacionais e internacionais (ISO), que mantêm efetivamente os níveis de qualidade. Estas especificações fornecem normalmente pormenores sobre:

   (a) O ensaio de determinados produtos,

   (b) O método de cálculo dos resultados
   (c) O resultado mínimo admissível, que é aceitável.

2. **Avaliação laboratorial:** Os testes laboratoriais, alguns dos quais são utilizados na especificação padrão, podem ser utilizados para indicar a adequação de determinados materiais. É importante que os métodos utilizados para avaliar os materiais em laboratório forneçam resultados que possam ser correlacionados com a experiência clínica.

3. **Ensaios clínicos:** Embora os testes laboratoriais possam fornecer muitos dados importantes e úteis sobre os materiais, o teste final é o ensaio clínico controlado e o veredito dos profissionais após um período de utilização na prática geral. Muitos materiais produzem bons resultados em laboratório, mas são considerados insuficientes quando sujeitos a utilização clínica.
   A maioria dos fabricantes efectua ensaios clínicos exaustivos de novos materiais, normalmente em cooperação com uma universidade ou um departamento hospitalar, antes de lançar um produto para utilização por médicos de clínica geral.

   Ao longo da história recente, as bio cerâmicas melhoraram a qualidade de vida de milhões de indivíduos (Hench, 1991). Os vidros bioactivos e os materiais de fosfato de cálcio têm sido eficazmente utilizados para a reparação, reconstrução e substituição de partes doentes ou danificadas do corpo, particularmente ossos e dentes (Baino et al., 2014).

TIPOS DE BIOMATERIAIS

As classes mais comuns de materiais utilizados como materiais biomédicos são:
1. Bio-cerâmica
2. Polímeros
3. Biocompósitos

1. vidros **bioactivos**

As várias características dos vidros bioactivos permitem a sua utilização numa variedade de aplicações. Estes materiais são sintéticos, biocompatíveis e osteocondutores[4,5] . Estudos efectuados em 1971 sugeriram que tinham a capacidade de se combinar com tecidos moles e ossos. Além disso, o vidro bioativo possui propriedades angiogénicas, osteocondutoras e antibacterianas que o tornam benéfico no tratamento de defeitos ósseos relacionados com infecções.[7] Além disso, vários estudos demonstraram que a utilização de vidro bioativo em conjunto com tratamentos com antibióticos pode afetar significativamente o tratamento da osteomielite. Finalmente, o vidro bioativo tem fortes propriedades antibacterianas e pode tratar deformidades ósseas de longa data [6].

Vários vidros bioactivos são

a. Vidro **bioativo de silicato**
Comercialmente designado por Bioglass, o 45S5 tem sido amplamente estudado como um vidro para aplicações biomédicas. As suas propriedades de ligação ao osso têm sido objeto de investigação há quase quarenta anos. O 45S5, sendo um vidro de silicato, tem uma estrutura baseada na rede tridimensional (3D) de SiO_2 formadora de vidro, em que os iões de oxigénio e os iões de silício estão coordenados quatro vezes. As principais características de composição do 45S5 que explicam a sua bioatividade são a baixa concentração de SiO_2 (em comparação com vidros de silicato quimicamente mais robustos), o elevado teor de Na_2O e CaO (modificadores da rede vítrea) e o elevado rácio CaO/P_2O_5. Foram efectuadas várias investigações sobre os seus mecanismos bioactivos e de ligação ao osso [10,11].
Embora o vidro 45S5 continue a ser o vidro bioativo mais utilizado para andaimes, existem várias limitações, incluindo a incapacidade de converter o vidro 45S5 em andaimes 3D porosos. Considerando que a desintegração do vidro 45S5 e de outros vidros bioactivos e materiais biodegradáveis pode ter um impacto substancial nas condições biológicas próximas, a sua aplicação é um desafio. A degradação provoca mudanças de pH e aumentos nas concentrações de iões, especialmente nas fases iniciais, quando a taxa de degradação é rápida[12] . Por outro lado, os papéis biológicos, a toxicidade e a eliminação destas espécies

solúveis permanecem pouco claros, o que torna difícil prever os impactos biológicos destas alterações em testes in vitro.

b. Vidro **bioativo de borato**

De acordo com estudos recentes, várias composições em diferentes sistemas de formação de vidro, como o vidro boratado, também são bioactivas[13] . A comparação de determinados vidros bioactivos de borato com o vidro de silicato 45S5 ou 13-93, os primeiros decompõem-se a um ritmo mais rápido e sofrem uma conversão mais completa numa substância semelhante à HA devido à sua menor durabilidade química[14] . O processo de conversão do vidro bioativo de borato em HA é semelhante ao do vidro 45S5, exceto que não há desenvolvimento de uma camada rica em SiO_2 .[10]

Além disso, os vidros bioactivos de borato podem facilitar a infiltração de tecidos in vivo, bem como a proliferação e diferenciação de células in vitro[15] . Como substrato para a libertação de medicamentos, os vidros bioactivos de borato têm sido utilizados para tratar defeitos ósseos [16]. No entanto, a toxicidade do boro do vidro bioativo de borato é um inconveniente. Os iões de borato (BO_3) 32 são libertados do vidro para a solução, e estes iões são prejudiciais para as células. Alguns vidros de borato foram nocivos para as células num estudo que utilizou configurações convencionais de cultura in vitro "estáticas", mas esta natureza tóxica diminuiu em condições de cultura "dinâmicas"[17] .

c. Vidro **bioativo fosfatado**

Em aplicações biomédicas, os vidros de fosfato - tais como uma rede de formação de vidro de P_2O_5 com CaO e Na_2O como modificadores - são úteis[18] . Os iões constituintes destes vidros encontram-se na fase orgânica e mineral do osso, o que sugere uma forte afinidade química com o osso. Além disso, como a sua solubilidade pode ser alterada através da modificação da sua composição, estes vidros podem oferecer um potencial terapêutico adicional como materiais reabsorvíveis.

Métodos de **preparação de vidros bioactivos**

❖ **Métodos derivados da fusão**

A integração de dois ou mais óxidos de componentes seguida de arrefecimento da mistura é uma técnica típica utilizada para produzir vidros bioactivos. Em seguida, dez fracções adequadas de moles/peso dos componentes são combinadas para preparar o lote de vidro. Para produzir um pó com uma composição consistente, a mistura é triturada para quebrar quaisquer partículas aglomeradas. Para obter um tamanho de partícula mais uniforme, a mistura é transferida para um moinho de bolas e processada num meio húmido, como a acetona, durante duas horas. As bolas de ágata ou de porcelana são colocadas num frasco e moídas com um moinho de bolas. Em seguida, deixa-se evaporar a acetona, secando ao ar a mistura resultante. Se a mistura de matérias-primas não for extremamente higroscópica, pode também ser triturada em água antes de ser fundida. O pó pode ser colocado num forno de dissiliceto de molibdénio atomizado ($MoSi_2$) ou num cadinho de alumina recristalizada ou de platina e fundido a alta temperatura. Estes vidros podem fundir a temperaturas mais baixas; por conseguinte, podem ser utilizados com o cadinho de alumina. A temperaturas mais elevadas, a alumina pode difundir-se para fora do cadinho e entrar na composição do vidro. Por conseguinte, os vidros são aquecidos num cadinho de platina para criar a composição vítrea a altas temperaturas. Para libertar as substâncias gasosas (humidade, um gás) da composição, a mistura de vidro tem de ser calcinada a 500C durante duas horas. Certas composições de aluminossilicato requerem uma temperatura de forno tão elevada como 1500C, enquanto as composições de borato e fosfato fundem a temperaturas entre 1200 e 1300C. Para garantir uma fusão uniforme dos componentes fundidos e para promover uma fusão uniforme, a mistura de vidro deve ser mantida à temperatura de fusão durante um mínimo de uma hora antes da fusão. O vidro é então vertido para um molde de grafite aquecido, e os restos de vidro fundido são colocados numa placa de cobre plana, que é subsequentemente arrefecida ao ar por outra placa de cobre para produzir flocos. O derrame de vidro em moldes de formas diferentes permite a criação de copos numa variedade de tamanhos e formas[19] .

❖ Métodos **sol-gel**
Os sóis são dispersões líquidas de partículas coloidais com um diâmetro de 1100 nm[19] . Um gel é uma rede sólida constituída por cadeias poliméricas de dimensão micrométrica e poros de interligação de dimensão submicrométrica[20] . O precursor organometálico hidrolisa-se e policondensa-se numa rede tridimensional ligada que acaba por formar um gel. Em alternativa, grupos discretos de partículas coloidais podem evoluir para redes e criar géis. Alcogéis, xerogéis e aerogéis são as três classes em que os géis são divididos[21] . Os alcogéis contêm normalmente um líquido de poros à base de álcool, enquanto os xerogéis são criados aquecendo o líquido de poros do material e provocando a contração do monólito[22] . Os aerogéis são fabricados retirando o líquido dos poros da rede rígida de gel sólido para evitar o colapso da rede. São géis de baixa densidade (80 kg/m3) com um enorme conteúdo de poros (até 98%)[23] . Todos os precursores de alcóxidos ou organometálicos devem ser misturados na primeira fase do processo de solgel. Os precursores de alcóxidos líquidos são hidrolisados na segunda fase utilizando água desionizada[24] . Depois de a água hidrolisar o alcóxido de silício, são produzidos grupos silanol ($Si(OH)_4$). A água é libertada devido ao processo de policondensação, que forma a rede de sílica (SiO_2) devido às interacções entre estes grupos silanol para criar ligações SiOSi. Os iões hidroxilo (OH), extremamente nucleófilos, agridem os iões de silício devido ao elevado campo de Si 41.

A formação do sol é seguida pelo processo de gelificação. Através da condensação e da ligação cruzada das partículas de sílica com outros colóides, é criada uma rede tridimensional. Embora o sol seja um líquido de baixa viscosidade, a sua viscosidade aumenta subitamente à medida que gelifica. À medida que as partículas adicionais se ligam, o gel comporta-se como um sólido elástico no ponto de gelificação (tg).

A quantidade de água utilizada para a hidrólise, o tipo de grupo alcóxido e a concentração do solvente afectam a duração da gelificação, que é comparativamente mais longa para grupos alcóxidos pesados[25] . À medida que o teor de água da hidrólise aumenta, também aumenta o tempo de gelificação. A fase seguinte envolve a sinérese e o envelhecimento de um gel à medida que a sua porosidade diminui e a sua resistência aumenta devido à reprecipitação da rede de gel e ao processo de policondensação em curso[26] . Além disso, a mudança de fase ocorre durante o processo de envelhecimento e pode ser acelerada por tratamento hidrotérmico[27] .

A idade também afecta as propriedades físicas, tais como a densidade do gel, a área de superfície e o volume dos poros, tendo como resultado a formação de vidro. O gel envelhecido precisa de ser seco, pelo que é necessário remover o líquido da rede 3D rígida anexada. Devido às elevadas tensões capilares observadas na rede de gel envelhecido, é necessário ter mais cuidado durante o processo de secagem para evitar que o gel se parta. O sólido altamente poroso é produzido após a eliminação do silanol (SiOH) ou desidratação da rede de poros. Quando são aplicadas temperaturas mais elevadas ao gel resultante, a remoção dos poros resulta num aumento da densidade da rede.

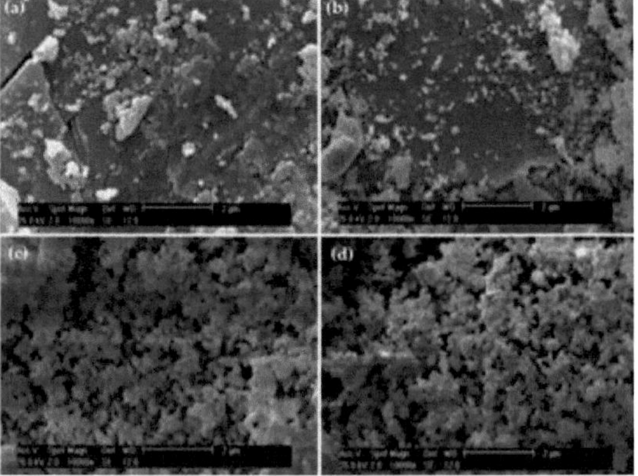

Micrografias SEM da amostra S6 BG após imersão na solução de fluido corporal simulado (SBF) durante (a) 3 dias, (b) 7 dias, (c) 14 dias e (d) 21 dias

> Nas deficiências intra-ósseas causadas por doenças periodontais, os vidros bioactivos (BG) têm sido amplamente utilizados para regenerar as estruturas duras que suportam os dentes[28]. Os resultados clínicos e radiológicos em defeitos intra-ósseos podem ser melhorados com a implantação de BG. Estudos demonstraram que a BG tem uma estabilidade favorável a longo prazo (até 5 anos em locais implantados com BG) quando utilizada em conjunto com membranas de regeneração de tecidos direccionadas. Ainda assim, os resultados periodontais podem não melhorar significativamente com a utilização isolada de BG[29]. É formado mais cemento e um ligamento periodontal relacionado quando são adicionados derivados da matriz de esmalte (EMDs) à BG, e a mineralização em torno das partículas de BG também é melhorada[28].

> Quando combinada com EMD, a BG actua como um substituto e evita o colapso dos tecidos, uma vez que a EMD não tem integridade estrutural suficiente[28]. Os resultados dos ensaios clínicos e histológicos indicaram que a BG é significativamente mais vantajosa do que o aloenxerto ósseo desmineralizado liofilizado[30] e as membranas bioabsorvíveis. Além disso, quando colocada em locais de extração, a BG mantém o osso alveolar para implantes dentários colocados posteriormente[30]. Os implantes dentários inseridos em locais de extração que já foram preenchidos apresentam uma sobrevivência adequada; no entanto, o desenvolvimento da condução óssea em BGs tende a ser limitado[31]. Além disso, sugere-se uma abordagem cirúrgica para ter impacto na manutenção das dimensões do rebordo alveolar, uma vez que os estudos demonstraram que o BG não é muito útil num procedimento de alvéolo aberto.

> Uma outra utilização clínica da BG, incluindo uma combinação de partículas de BG e osso autógeno, é o aumento do pavimento sinusal. No acompanhamento a longo prazo, a mistura apresentou uma reabsorção completa do implante e resultados histológicos comparáveis aos do osso autógeno isolado, demonstrando uma remodelação óssea ativa durante um período de seis meses na superfície do implante. A mistura pode ser utilizada em substituição de um enxerto ósseo autógeno[32].

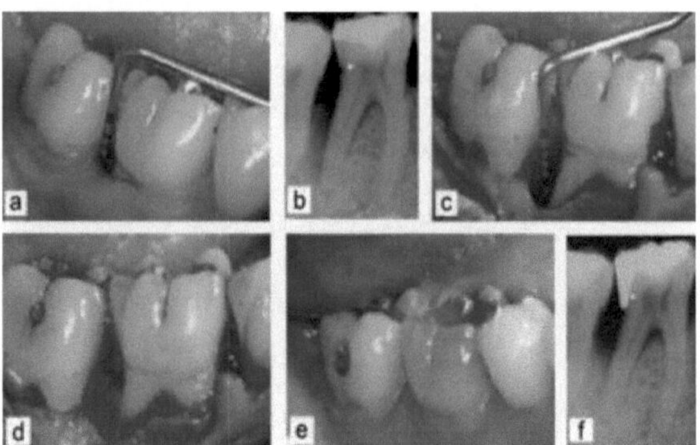

Aplicação clínica da BG num paciente com periodontite agressiva generalizada. (a,b) Defeito intraósseo antes da cirurgia. O sinal de seta na radiografia indica a cárie cervical distal e a localização da junção cemento-esmalte como ponto de referência. (c,d) Situação intra-operatória após a exposição do defeito. (e,f) Situação clínica e radiológica 12 meses após a cirurgia. Além disso, a cárie cervical distal foi tratada com uma nova obturação.

2. Fosfatos de cálcio

A substância fosfato de cálcio (CPs) é um dos componentes primários do osso e dos dentes que é essencial[33] . Os biomateriais, como os CPs, foram sugeridos para o tratamento de fracturas já em 1920, em reação a danos nos tecidos (Habraken et al., 2016; Albee, 1920). Na década de 1970, assistiu-se a um aumento da investigação sobre as utilizações biológicas dos CPs; os resultados indicaram que os CPs tinham uma vasta gama de aplicações em medicina dentária e ortopedia.[32]

Osteoindutividade dos CPs

A capacidade de se desenvolver na linhagem osteoblástica, atraindo e induzindo células progenitoras e indiferenciadas, é conhecida como osteoindutividade. As características da osteoindução de um CP variam consoante os materiais utilizados. O grau de osteoindução pode também ser influenciado pelo tipo de células e pela presença de suplementos osteogénicos[35] . As células estaminais mesenquimais indiferenciadas (MSCs), como as MSCs da medula óssea e as células estaminais derivadas do tecido adiposo, são frequentemente cultivadas na presença de suplementos osteogénicos para se diferenciarem na linhagem osteoblástica. No entanto, em comparação com as MSC, as linhas celulares osteoblásticas como MC3T3-E1 e MG63 apresentam níveis mais elevados de efeitos de osteoindução. Vários estudos documentam a ação osteoindutora dos CPs na presença de suplementos osteogénicos, apesar da possibilidade de estes suplementos poderem diminuir a contribuição dos CPs.

Propriedades químicas dos PCs

As variações das propriedades intrínsecas, incluindo a solubilidade, a cristalinidade e a estequiometria (por exemplo, o rácio cálcio-fosfato (Ca/P)), estão associadas às capacidades osteoindutoras dos compostos. Uma visão geral destas características para cada uma das quatro categorias de PCs é apresentada na secção abaixo[33] .

A. Hidroxiapatite (HA)

Devido à sua composição semelhante ao mineral ósseo, o HA é um PC que demonstrou um potencial impressionante para a regeneração óssea. Com um valor de Ksp de aproximadamente 2,9 3 10258 que se estende por um intervalo de pH de B3,5 a B9,7[38] , foi demonstrado que o AH tem as características de fase mais estável e menos solúvel entre as várias formas de CPs monofásicos. Os meios de cultura, que estão normalmente saturados com iões de cálcio e fosfato, podem servir como local de nucleação para a precipitação de cristais de apatite devido à baixa solubilidade das superfícies de AH[39] . Além disso, o HA estequiométrico (Ca5(PO4)3OH) apresenta capacidades osteocondutoras em vez de osteoindutoras e tem um rácio Ca/P de 1,67[40] . No entanto, as substituições iónicas podem ser utilizadas para modificar estas características. Por exemplo, a substituição aniónica do carbonato permitiu um aumento da solubilidade do HA.

B. Fosfato **tricálcico**

As duas fases do TCP estequiométrico (Ca3(PO4)2) são α e β, com um rácio Ca/P de 1,5. Estas fases diferem na sua forma de cristal, mas têm a mesma química. Menos estáveis do que a HA, ambas as fases são mais solúveis em condições aquosas; foram registados valores de Ksp a 25 C para o α-TCP (10225,5) e o β-TCP (10229,9)[43] . Estudos sobre o β-TCP revelam que, além de ter qualidades osteocondutoras e osteoindutoras, a sua baixa energia interfacial sobre a apatite pode causar a precipitação da camada de apatite quando é incubado em soluções iónicas aquosas. No entanto, o β-TCP é mais frequentemente utilizado na regeneração óssea do que o α-TCP.

C. Fosfato de cálcio amorfo (ACP)

Os ACP são membros da família dos CP. A ordem de longo alcance[44] , uma estequiometria bem definida e impurezas como Na1 e Cl2 [45] estão presentes nos seus compostos. Os iões de cálcio e fosfato têm de ser rapidamente precipitados a partir de soluções aquosas e, normalmente, apresentam uma vasta gama de rácios Ca/P (entre 1,15 e 1,67) para produzir potencial. No entanto, as condições de síntese afectam o pH e a relação inicial dos iões na solução[46] . Os ACP têm um elevado grau de solubilidade devido à sua forma amorfa, baixa relação Ca/P e elevada concentração de substitutos iónicos (por exemplo, Na1, K1, Mg21, Cl2, CO22 3). Também foram encontrados valores de Ksp de 10224,8 para ACPs com uma relação Ca/P de 1,5 e 10223,9 para ACPs com um componente médio de carbonato [48] .

Para além da sua osteocondutibilidade, a sua capacidade de libertar fosfato de cálcio e outros iões em condições aquosas é um dos principais aspectos que contribuem para isso[45] . A capacidade de sobrevivência a longo prazo e a fixação/proliferação de células a curto prazo são negativamente afectadas pela libertação abrupta de iões dos ACPs, que também perturba o pH local. Por outro lado, a adição de Zn e Cu pode impedir a sua conversão em HA e reduzir as suas taxas de dissolução quando combinados com catiões divalentes como Zn e ZrO[50] .

D. Fosfato de cálcio bifásico (BCP)
A família cerâmica dos BCP é bifásica. A osteoindutividade da fase mais solúvel, como o TCP, é combinada com a fraca solubilidade e osteocondutividade da apatite[51] . As apatitas deficientes em cálcio podem ser sinterizadas quimicamente a altas temperaturas para formar uma combinação de duas fases, ou a HA e o TCP podem ser misturados fisicamente para criar BCPs[35] . As características e as quantidades relativas das diferentes fases determinam as propriedades químicas dos PBC, nomeadamente a sua solubilidade. Os rácios Ca/P dos PBC situam-se frequentemente entre o do TCP simples e o da HA.

Aplicação clínica de fosfatos de cálcio na regeneração de tecidos orais e maxilofaciais
Têm demonstrado potencial na regeneração de vários tipos de defeitos ósseos, incluindo alveolares, periodontais e de aumento do pavimento do seio maxilar[53, 54] . Exemplos clínicos incluem a aplicação de TCP para aumento do seio maxilar, como o b-TCP poroso (Cerasorbs) para aumento do pavimento do seio, e o BCP CHA/TCP 60/40 para enxerto do seio maxilar e aumento do rebordo[56] .
Após pelo menos seis meses de acompanhamento, é demonstrado que o tecido ósseo cresce com sucesso na estrutura dos implantes de fosfato de cálcio, indicando uma osteocondutividade favorável. O material pode ser principalmente osteocondutor, particularmente na fase pós-operatória inicial, como indicado pelo maior volume de osteoide em defeitos preenchidos com fosfatos de cálcio. Este facto pode potencialmente atrasar o crescimento da estrutura óssea madura em grupos implantados[52] .
Assim, as biocerâmicas melhoraram a qualidade de vida de muitas pessoas. As partes doentes ou danificadas do corpo, especialmente os tecidos duros da cavidade periodontal e do osso, podem ser eficazmente reparadas, reconstruídas e substituídas por estes biomateriais à base de cerâmica (vidros bioactivos e cerâmicas à base de fosfato de cálcio). Os fosfatos de cálcio e os vidros bioactivos tornaram-se uma parte crucial e essencial do nosso atual sistema de prestação de serviços humanos, e só agora começámos a perceber todo o seu potencial de cura. No futuro, muitas formas biocerâmicas terão a sua microestrutura e a química da superfície molecular ajustadas para se adaptarem às necessidades metabólicas e biológicas de determinados tecidos ou estados de doença.

Matrigel: O Matrigel é um extrato bem conhecido do sarcoma EngelbrethHolmSwarm que é rico em componentes da membrana basal. É amplamente utilizado na ciência básica para a avaliação das interacções da matriz celular e cada vez mais na engenharia de tecidos, particularmente em áreas como os nervos, o tecido adiposo e o músculo esquelético [59] . Está disponível como *Matrigel/Matriz* e é utilizado em culturas celulares.

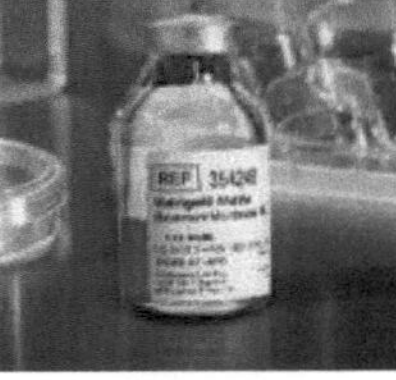

Matrigel

Colagénio: O colagénio é sintetizado por vários tipos de células e utilizado em vários formatos, como géis, esponjas ou folhas, como suportes de células para a engenharia de tecidos. A resistência mecânica dos suportes de colagénio e a taxa de absorção têm sido motivo de preocupação, resultando na utilização de agentes de reticulação para alterar as propriedades térmicas e mecânicas do colagénio. Até à data, foram identificados 27 tipos de colagénios, mas o colagénio tipo I é o mais abundante e o mais investigado para aplicações biomédicas [60] . Disponível comercialmente como *guia Heli* e utilizada como membrana GTR.

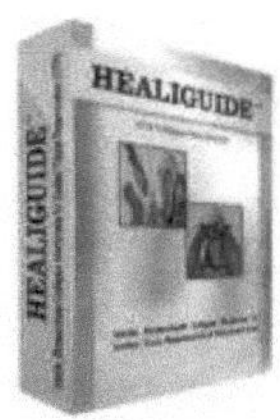

Membrana de colagénio heliogénico

Fibronectina: A fibronectina é uma glicoproteína que existe fora das células e na superfície celular. Esta proteína associa-se a outras proteínas da MEC como o fibrinogénio, o colagénio, os glicosaminoglicanos e a receptores adequados que se encontram na membrana celular. A fibronectina é composta por repetições em tandem de três tipos distintos (I, II e III) de módulos dobrados individualmente [61] . Os estudos que analisam a adição de fibronectina aos suportes de engenharia de tecidos sugerem que a fibronectina pode ser eficaz na vascularização dos suportes [62] .

Fibrina e fibrinogénio: Outros componentes da MEC utilizados como suportes incluem a fibrina e o fibrinogénio. A fibrina consiste nas proteínas sanguíneas fibrinogénio e trombina, produzidas naturalmente no corpo após uma lesão para estabelecer a hemostase e melhorar a cicatrização de feridas. Devido à sua biocompatibilidade, biodegradabilidade, facilidade de preparação e manipulação, os suportes de fibrina têm sido utilizados para múltiplos fins (por exemplo, preenchimento de cavidades ósseas, enxerto vascular e reparação de lesões do trato urinário, fígado e pulmão) e estão também disponíveis sob a forma de combinações com outros polímeros, como a mistura *de fibrina* e etilenoglicol (PEG) [63] .

Quitosano: O quitosano é um polímero derivado da desacetilação da quitina, o principal componente dos exoesqueletos dos crustáceos. O quitosano tem propriedades que o tornam adequado para aplicações em pensos para feridas, administração de medicamentos e engenharia de tecidos. Uma das características mais importantes do quitosano para aplicações de engenharia de tecidos é a sua capacidade de ser moldado em várias estruturas, tais como microesferas, pastas, membranas, esponjas, fibras e estruturas porosas. É um potente acelerador da cicatrização de feridas, possui atividade imunológica, produz citocinas e inibe a infeção [64] .

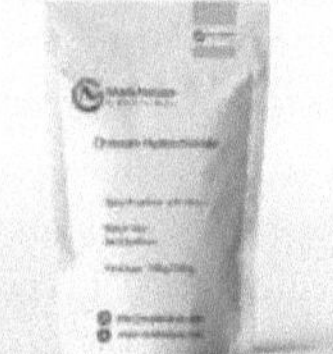

Cloridrato de quitosano

Alginato: O alginato é um polissacárido linear obtido a partir de algas e requer uma purificação extensiva para evitar respostas imunitárias após a implantação. As vantagens do alginato são a sua biocompatibilidade, baixa toxicidade e tempo de gelificação lento (2060 min), dependendo da concentração e da temperatura. As desvantagens do material são a fraca adesão celular, a incapacidade de controlar a sua taxa de degradação in vivo, a fragilidade mecânica e a sua baixa viscoelasticidade, embora esta possa ser melhorada através do aumento da reticulação ou da adição de outras substâncias, como a hidroxiapatite (HA). Foram efectuados vários estudos utilizando alginato e misturas de alginato/HA na engenharia de tecidos ósseos e cartilagíneos [65] . O *alginato de cálcio Kimica* é um alginato misturado com cálcio utilizado em produtos farmacêuticos e na cicatrização de feridas.

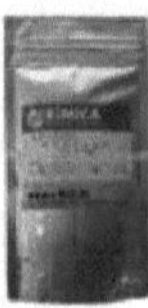

Agarose: A agarose é um polissacárido linear obtido a partir de algas marinhas e é bem conhecido pela sua utilização na eletroforese de ácidos nucleicos, mas também é útil para o encapsulamento de células. Tem sido utilizada na engenharia de tecidos neuronais e de cartilagem, bem como em compósitos para a engenharia do osso [66] e da córnea [67] com HA e fibrina, respetivamente.

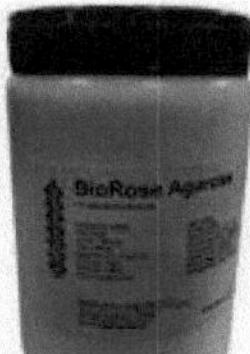

Agarose

3. Polímeros para engenharia de tecidos orais e dentários

Devido à sua fácil capacidade de controlo da biocompatibilidade, biodegradabilidade e processabilidade de acordo com as especificidades dos tecidos, os polímeros têm suscitado grande interesse[57] . Por exemplo, a modificação da superfície pode alterar as qualidades físico-químicas para afetar as respostas biológicas, e o desenho molecular e a dimensão dos poros podem ser alterados para modificar a biodegradabilidade[58] . Os suportes poliméricos têm sido produzidos utilizando uma série de abordagens de fabrico[59] . A regeneração nas áreas craniofaciais sofreu recentemente uma revolução graças à utilização do desenho assistido por computador (CAD) e da impressão tridimensional (3-D) no fabrico de suportes perfeitamente compatíveis com a geometria defeituosa.

Diferentes tipos de andaimes poliméricos

Os materiais poliméricos são classificados em duas categorias gerais:

- Polímeros de origem natural
- Polímeros sintéticos

Polímeros de origem natural

Polímeros sintéticos

Ácido poliglicólico (PGA): O PGA é um biomaterial sintético aprovado pela FDA com uma variedade de aplicações de engenharia de tecidos, incluindo a regeneração de cartilagem, osso, tendão, músculo e pele. Apesar desta adaptabilidade, as suas propriedades mecânicas não são ideais para a reconstrução óssea de precisão necessária para a reparação de defeitos craniofaciais, devido ao facto de ser macio e incapaz de manter a forma. O PGA é insolúvel em água e o ácido glicólico é o produto final da sua degradação, provocando acidose local e potenciais danos nos tecidos [68] . É utilizado no fabrico de *suturas* (keebomed).

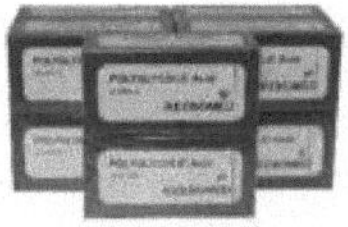

Sutura cuneiforme

Ácido poliláctico (PLA): O PLA é outro poliéster alifático biodegradável, mais hidrofóbico do que o PGA e mais resistente à hidrólise. Existem duas isoformas racémicas: o ácido poli-L-lático (PLLA) e o ácido poli-D-lático (PDLA). A mistura racémica pode ser designada por ácido poli-D, L-lático (PDLLA) ou simplesmente PLA, sem indicação da forma quiral presente.[61] O PLA tem várias propriedades que conduzem à engenharia de tecidos, incluindo uma taxa de biodegradação controlável, biocompatibilidade e boa resistência mecânica. Tem sido aplicado clinicamente no fabrico de suturas reabsorvíveis e de dispositivos de fixação óssea na consolidação de fracturas, como veículo de administração de medicamentos e como suporte para a regeneração de cartilagens e nervos. No entanto, a sua aplicação como biomaterial de suporte para a regeneração óssea craniofacial é limitada pelas suas fracas propriedades osteoindutoras. Degrada-se em ácido lático, que pode ser localmente tóxico para os tecidos [68] .

Ácido poliglicerol sebácico (PGS): O PGS, também designado por bio-borracha, é um elastómero resistente e biodegradável fabricado a partir de monómeros biocompatíveis. Tem boas propriedades mecânicas, elasticidade semelhante à da borracha, biodegradação por erosão superficial e biocompatibilidade in vitro e in vivo [69] Fumarato de polipropileno. O PGS tem sido amplamente utilizado na engenharia de tecidos de CVS, nervos, cartilagens, ossos e tecidos da córnea. É também utilizado na cicatrização de feridas e em sistemas de administração de medicamentos.

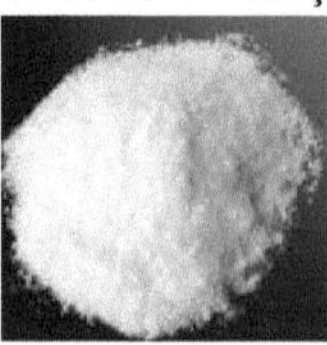

(PPF): O PPF é um polímero de poliéster sintético, insaturado e linear que é biodegradável, biocompatível, osteocondutor, injetável e suficientemente forte para a engenharia de tecidos ósseos craniofaciais. Geralmente, requer um pequeno agente acelerador de monómeros, como a N-vinilpirrolidona, para fazer a reticulação como polímero injetável. Foi desenvolvido um cimento PPF de duas fases que incorpora micropartículas reticuladas para aumentar a resistência e diminuir a temperatura de presa. Este sistema à base de PPF melhorou a injectabilidade, a temperatura de presa e o tempo de presa em relação ao cimento ósseo de polimetilmetacrilato (PMMA) e acredita-se que seja benéfico para aplicação na regeneração óssea craniofacial [70] .

Poli-ε-caprolactona (PCL): A PCL, um poliéster alifático, é biocompatível, altamente flexível e tem uma taxa de biodegradação controlável devido à alteração do peso molecular dos substituintes. Este polímero é geralmente utilizado em produtos farmacêuticos e pensos para feridas. O PCL degrada-se por hidrólise das suas ligações éster em condições fisiológicas (por exemplo, no corpo humano) durante um longo período de tempo e, por conseguinte, tem estado na mira para ser utilizado como biomaterial implantável em aplicações a longo prazo. Os suportes de PCL têm sido utilizados na engenharia do tecido ósseo, quer isoladamente quer em combinação com HA. É utilizado no fabrico de *suturas* (SURGLAC)

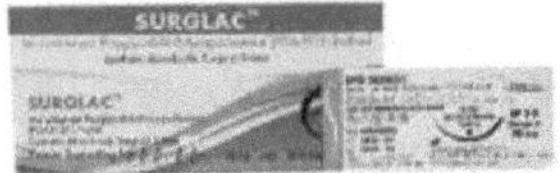

Sutura SURGLAC

Poliamida (PA): A PA é um análogo de colagénio polimérico sintético que possui uma resistência significativa, bem como biocompatibilidade. Estas propriedades tornaram a PA um parceiro promissor para a bio-cerâmica em suportes compostos osteocondutores [72] . É utilizado no fabrico de *hidrogéis* que servem como plataformas de administração de medicamentos, materiais antimicrobianos, suportes de regeneração de tecidos e biossensores.

Polietilenoglicol (PEG): O PEG, também conhecido como óxido de polietileno ou polioxietileno, é o poliéter mais importante do ponto de vista comercial, que se refere a um oligómero ou polímero de óxido de etileno resistente à adsorção de proteínas e à adesão celular. Estas características diminuem a resposta imunitária associada à implantação. Este polímero pode também ajudar a selar as membranas celulares após uma lesão, o que o torna útil para evitar a morte celular. Os hidrogéis PEG hidrofílicos podem ser fabricados através de uma variedade de esquemas de reticulação para desenvolver andaimes com diferentes taxas de degradação e libertação. Podem ser utilizadas outras substâncias químicas para modificar estes géis de modo a adicionar locais para a adesão de células ou moléculas ECM para permitir que as células se infiltrem nestes suportes, alargando as suas potenciais aplicações na medicina regenerativa [64]

VANTAGENS E DESVANTAGENS DOS POLÍMEROS

	Vantagens	Desvantagens
Polímeros de origem natural	<ul><li>Biodegradável</li><li>Possuem sítios de ligação celular conhecidos que apoiam a fixação e a proliferação das células.</li><li>Não provocar uma resposta imunogénica.</li><li>Não implicam a utilização de produtos químicos agressivos durante o processamento</li></ul>	<ul><li>Fraca resistência mecânica</li><li>Elevada velocidade de degradação</li><li>Capacidade limitada de adaptação a propriedades específicas.</li><li>Falta de controlo sobre o tamanho dos poros e as propriedades mecânicas do suporte</li><li>existe uma oferta infinita.</li><li>Caro</li></ul>
Polímeros sintéticos	<ul><li>Facilmente formado na arquitetura de andaime desejada com uma resistência mecânica relativamente boa</li><li>Degradabilidade controlável através da manipulação da cristalinidade, do peso molecular e da proporção de copolímero.</li><li>Existir em quantidade suficiente</li></ul>	<ul><li>Caro</li><li>Dificuldade de fabrico em 3-D</li><li>Contração incontrolável</li><li>Interacções célula-polímero questionáveis</li><li>Possível toxicidade local resultante de produtos de degradação ácidos</li></ul>

O politetrafluoroetileno (PTFE) é um polímero à base de fluorocarbonetos. Comercialmente, o material é mais conhecido como Teflon. É fabricado através da polimerização por radiação livre do tetrafluoroetileno e tem uma cadeia de carbono na sua espinha dorsal, em que cada carbono tem dois átomos de flúor ligados a si.

Em 1986, Gottlow et al. implantaram clinicamente politetrafluoroetileno (PTFE) em 10 doentes, que continua a ser a membrana não absorvível mais utilizada até hoje. Mais tarde, o desenvolvimento de membranas de politetrafluoroetileno expandido (ePTFE) (também em combinação com reforço de titânio) foi aceite como o material de referência pela sua estabilidade mecânica e maior capacidade de manutenção do espaço, biocompatibilidade e eficácia para facilitar a regeneração óssea.

Propriedades do PTFE

1-Hidrofóbico (odeia a água)
2- Biologicamente inerte
3- Não biodegradável
4- Tem características de baixa fricção
5- Excelente "Slipperiness"
6- Resistência ao desgaste relativamente menor.
7- Altamente cristalino (94%)
8- Densidade muito elevada (2,2 kg.m-3)
9- Baixo módulo de elasticidade (0,5MPa)
10- Baixa resistência à tração (14MPa)

O PTFE tem muitas utilizações médicas, incluindo:

- Enxertos arteriais (enxerto vascular artificial)
- Cateteres
- Suturas
- Utilizações em cirurgia facial reconstrutiva e cosmética.

O PTFE pode ser fabricado em muitas formas, tais como:

- Tecido num tecido poroso como a malha. Quando implantada no corpo, esta malha permite que o tecido cresça nos seus poros, tornando-a ideal para dispositivos médicos, como enxertos vasculares
- Pastas
- Tubos
- Fios
- Folhas

Desvantagens do PTFE - O PTFE tem uma resistência ao desgaste relativamente baixa. Sob compressão ou em soluções onde pode ocorrer fricção ou abrasão, pode produzir partículas de desgaste. Estas podem resultar numa reação inflamatória crónica, um resultado indesejável.

PTFE utilizado como membrana

Membrana PTFE

Foi demonstrado que as membranas de PTFE não reabsorvíveis estimulam a expressão de uma variedade de genes relacionados com a osteogénese (por exemplo, fosfatase alcalina (ALP), proteínas de ligação óssea e proteínas osteossalivares), genes de remodelação óssea e citocinas inflamatórias (interleucina (IL)-6 e IL-1). Este facto desencadeou a hipótese inicial de que uma membrana de barreira aplicada durante as aplicações de ROG forma um microambiente específico sob a membrana para apoiar a migração e posterior diferenciação dos osteoblastos. Os estudos sobre as membranas de colagénio revelaram um mecanismo molecular que fornece provas parciais de um mecanismo de recrutamento de células submembranosas, uma vez que a presença de membranas de colagénio provoca a regulação positiva precoce de dois factores de recrutamento de células (recetor de quimiocinas CXC tipo 4 (CXCR4) e proteína quimiotáctica de monócitos-1 (MCP-1)). O CXCR4 desempenha um papel fundamental no recrutamento de células progenitoras osteogénicas e de células estaminais mesenquimatosas, que subsequentemente se diferenciam em osteoblastos e participam na formação óssea, enquanto a MCP-1 é uma quimiocina principal no recrutamento de células progenitoras de osteoclastos, um tipo de célula fundamental na remodelação óssea. As evidências acima sugerem que a membrana promove um microambiente no local do defeito que favorece o rápido recrutamento de diferentes células, incluindo osteoblastos e osteoclastos, o que promove ainda uma cascata molecular que facilita a remodelação para a formação óssea[106] .

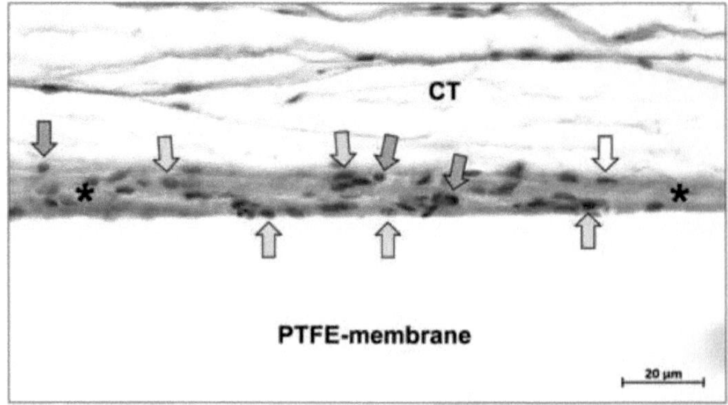

Imagem histológica representativa que mostra a reação do tecido a uma
membrana de PTFE implantada subcutaneamente no 30º dia após a implantação.
Asteriscos = parede fina de tecido reativo, setas amarelas = macrófagos, setas
verdes = eosinófilos, seta branca = fibroblastos, TC = tecido conjuntivo (coloração
com azul de Alcian, ampliação de 400×, barra de escala = 20 µm).

A limitação é a sua rigidez, que pode levar à deiscência dos tecidos moles, o que pode
levar à exposição da membrana e a complicações que acabam por resultar no fracasso
do implante. A segunda limitação é a necessidade de uma segunda cirurgia que tem de
ser efectuada para remover a membrana não reabsorvível.

BIOCOMPOSITES

Os compósitos biológicos para a engenharia de tecidos orais e dentários foram
desenvolvidos principalmente com recurso a misturas de vários materiais, tirando partido
da sua natureza compatível. São biocompatíveis, com propriedades mecânicas superiores
e biodegradáveis. Os exemplos mais comuns de biocompósitos naturais são o osso, os
dentes, a pele, a cartilagem, o tendão e os ligamentos, bem como os compósitos dentários
à base de resina para enchimento de dentes em medicina dentária.

Antes de conceber qualquer estrutura compósita, devem ser considerados três factores
interdependentes (1) a seleção da matriz adequada e dos materiais dispersos, (2) a escolha
de métodos de fabrico e processamento adequados, (3) a conceção interna e externa do
próprio dispositivo. Atualmente, muitos biocompósitos são utilizados para a reparação,
reconstrução e substituição de órgãos humanos.

Classificação dos bio-compósitos

Os biomateriais são classificados, em termos gerais, em seis sistemas diferentes [73] ,

- Sistemas metálicos,
- Sistemas de cerâmica,
- Sistemas poliméricos,
- Sistemas de materiais de carbono,
- Sistemas compostos,
- Materiais biológicos projectados.

Bio-compósitos **naturais**

Para desenvolver biocompósitos sintéticos para uma vasta gama de aplicações, é
necessário estudar e compreender os materiais compósitos, que se encontram

naturalmente nas plantas e nos animais[74] . Um outro exemplo de um biocompósito natural é o osso, uma parte dinâmica do corpo humano[75] . O colagénio, uma proteína macia e flexível, e a hidroxilapatite (HAp), um mineral duro e quebradiço, são os seus principais ingredientes. As células especializadas, as proteínas não colagénicas e os mucopolissacáridos também estão incluídos. As proporções precisas e a disposição destes componentes conferem ao osso a estrutura e as características correctas para desempenhar a sua função no corpo animal. Embora tenha qualidades completamente diferentes, o colagénio também pode ser encontrado noutros compostos biológicos naturais, como a cartilagem e as unhas. Devido à sua mistura com outros materiais e à forma como estão dispostos, tem uma variedade de aspeto e características.

Compósitos **biológicos sintéticos**

A engenharia de tecidos centra-se significativamente no desenvolvimento de compósitos biológicos sintéticos, que são possíveis graças a técnicas de produção avançadas, à ciência dos materiais e a uma compreensão mais profunda dos processos biológicos. Os polímeros sintéticos e os materiais inorgânicos estão entre os dois ou mais materiais de suporte diferentes que são normalmente utilizados para criar suportes compostos. Ao combinar biomateriais específicos, o produto de engenharia de tecidos será capaz de maximizar os benefícios de cada material, minimizando as suas limitações. Para obter as propriedades desejadas, as partículas ou fibras de enchimento inorgânicas são combinadas com polímeros sintéticos como o uretano dimetacrilato (UDMA) ou o bisfenol A-glicidil metacrilato (Bis-GMA). A aplicação de compósitos à base de polímeros para substituir o esmalte e a dentina em falta tem vindo a aumentar. O polímero mais frequentemente utilizado é provavelmente o polimetilmetacrilato (PMMA), que tem sido aplicado eficazmente em medicina e medicina dentária há muitos anos, tanto na forma de compósito como na forma simples. Os bio-compósitos compostos por vidro ou cerâmica são também frequentemente utilizados como suportes para a regeneração de tecidos dentários. Para ultrapassar os pontos fracos inerentes aos polímeros, como a sua falta de rigidez, são adicionadas partículas de enchimento. A vantagem dos polímeros em relação a outros materiais duros e quebradiços, como os andaimes de cerâmica, que são difíceis de trabalhar para criar estruturas extremamente porosas, é a sua facilidade de produção. Quando os polímeros se decompõem, o ambiente torna-se normalmente mais ácido. Este ambiente ácido pode ser neutralizado pelos produtos de reabsorção dos scaffolds de Ca/P, o que reduz a inflamação relacionada com a degradação do polímero.

Aplicações de materiais bio-compósitos em medicina dentária

Engenharia de tecidos orais e dentários

Inicialmente construídas em politetrafluoroetileno, as membranas de regeneração tecidular guiada serviam de barreira entre o epitélio gengival e o osso periodontal subjacente, criando uma abertura para a regeneração deste último. Infelizmente, a natureza não reabsorvível destes materiais significava que eram necessários procedimentos cirúrgicos adicionais para remover a membrana, o que aumentava o risco de infeção e causava desconforto ao paciente. Para resolver o problema, foram introduzidas membranas reabsorvíveis feitas de materiais naturais como o colagénio ou polímeros sintéticos como o ácido poli-L-lático. Estes recursos têm, no entanto, alguns inconvenientes. A sua utilização tem sido limitada pelas suas fracas qualidades de manuseamento, fracas propriedades mecânicas e potencial para alergias[78] .

CIMENTOS ÓSSEOS

O corpo humano utiliza os ossos para uma variedade de objectivos, incluindo o apoio e a proteção de órgãos essenciais. Armazenam minerais e criam glóbulos vermelhos e brancos. Este papel significativo ilustra a vitalidade do osso para o ser humano (Homo sapiens). Existe uma grande necessidade de substituição óssea porque há muitos indivíduos com anomalias ósseas causadas por traumatismos, doenças metabólicas e tumores. Como resultado, tem havido um grande interesse na criação de materiais de reparação óssea. Os métodos actuais de gestão da restauração óssea variam consoante o contexto clínico[79] . Os enxertos ósseos, implantes, placas e cimentos ósseos foram criados com a ajuda de biomateriais, tendo em conta a dinâmica e a arquitetura do osso[80] . Para tratar fracturas ósseas severamente complexas que representam um risco considerável para a saúde, o enxerto ósseo é um tratamento cirúrgico que restaura o osso em falta.

TECIDOS E MATERIAIS DE ENXERTO DE SUBSTITUIÇÃO ÓSSEA

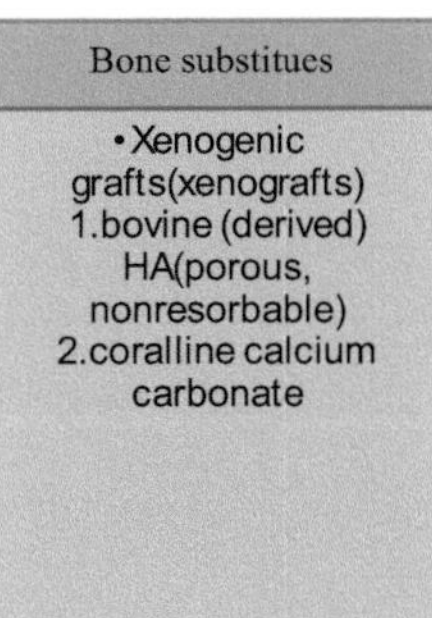

VANTAGENS E DESVANTAGENS DA UTILIZAÇÃO DE MATERIAIS DE AUTO-ENXERTO

VANTAGENS	DESVANTAGENS

• Altamente biocompatível • Elevado potencial osteogénico • Osteocondutor • Osteoindutor • Resistência mecânica comparável que proporciona apoio estrutural. • Incorporação mais fácil no sítio anfitrião • Disponibilidade na forma cortical e esponjosa	• Cirurgia adicional para recolha de osso e hospitalização prolongada. • Menos tempo e mais económico. • Dor pós-operatória, aumento da perda de sangue • Propensão para a fratura • O osso morto apresenta um risco potencial de instalação de uma infeção • Elevada variabilidade e dificuldade de controlo da qualidade do osso enxertado. • Pode ser colhida uma quantidade limitada de tecido de enxerto

TIPOS DE ENXERTOS ÓSSEOS ALOGÉNICOS

Tipos	Descrição
Osso fresco ou fresco congelado	O potencial osteocondutor e osteoindutor mais elevado de todos os aloenxertos disponíveis. O risco de transmissão de doenças, a antigenicidade, o extenso cruzamento e o tratamento necessário tornaram a utilização de aloenxertos ilíacos congelados inaceitável em ortopedia.
Aloenxerto ósseo liofilizado (FDBA)	O FDBA possui propriedades osteoindutoras e mecânicas inferiores às dos aloenxertos frescos ou congelados.
Enxerto ósseo desmineralizado liofilizado (DFDBA)	O DFDBA tem potencial osteogénico

RESUMO DE TODOS OS ENXERTOS ÓSSEOS

Tipo	Descrição	Exemplo	Imóveis

Auto-enxertos	Utilizado sozinho.		Osteocondutor, osteogénico e osteoindutor
Baseado em aloenxertos.	Osso de aloenxerto utilizado isoladamente ou em combinação com outros materiais.	Allegro, Ortho blast, grafton	Osteoindutor e osteocondutor
À base de cerâmica.	Inclui fosfato de cálcio, sulfato de cálcio e vidro bioativo utilizados isoladamente ou em combinação.	Osteograf, osteoset, NovaBone	Osteoindutor limitado quando misturado com medula óssea e osteoindutor
À base de polímeros	Inclui polímeros degradáveis e não degradáveis utilizados isoladamente ou em combinação com outros materiais	Cortoss, OPLA, Immix	Biodegradável em polímero degradável e osteocondutor

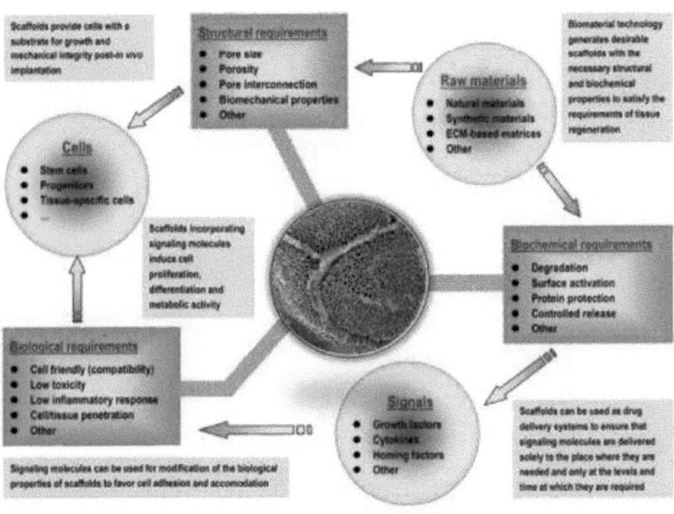

Representação esquemática dos factores essenciais (estruturais, mecânicos,
bioquímicos e biológicos) envolvidos na conceção de biomateriais (modelos) para a
engenharia de tecidos que induzem as células a comportarem-se da mesma forma
ou de forma semelhante às suas contrapartes naturais in vivo

ESTRATÉGIAS DE ENGENHARIA DE TECIDOS

Os recentes avanços na medicina regenerativa e na engenharia de tecidos têm um impacto significativo nas abordagens de tratamento e na prática médica. A engenharia de tecidos é um domínio multidisciplinar que trata as lesões de órgãos ou tecidos através da combinação das ciências da biologia e da engenharia. A engenharia de tecidos utiliza normalmente três métodos básicos. O primeiro método utiliza células isoladas em vez de células funcionais. O segundo método envolve a entrega de tecidos em áreas específicas, enquanto a terceira estratégia assenta no crescimento de células em suportes tridimensionais. A primeira e a segunda técnicas têm utilizações muito limitadas em termos de tamanho prático e de formas específicas, porque só podem ser utilizadas quando as falhas são demasiado pequenas. Consequentemente, a terceira estratégia, que utiliza um suporte 3D, tem recebido muito mais atenção. Os elementos-chave desta técnica, que se assemelham à matriz extracelular (MEC) e ajudam no desenvolvimento de tecidos funcionais, são os scaffolds. Os biomateriais são utilizados há muito tempo na medicina dentária para restaurar tecidos danificados, mas como os tecidos orais e dentários são estruturas complexas com vários tecidos, a sua regeneração apresenta desafios difíceis.

BASE E NECESSIDADE DA ENGENHARIA DE TECIDOS

A gestão da inflamação e o incentivo aos progenitores estaminais para gerarem novos tecidos periodontais tem sido a abordagem adoptada pelas terapias de regeneração dos tecidos periodontais. Os recentes desenvolvimentos na biologia das células estaminais e na medicina regenerativa possibilitaram oportunidades para a engenharia de tecidos e abordagens baseadas em genes para a terapia periodontal.

A engenharia de tecidos, de acordo com a definição do National Institute of Health, é um campo multidisciplinar emergente que envolve a biologia, a medicina e a engenharia e que é suscetível de revolucionar a forma como melhoramos a saúde e a qualidade de vida de milhões de pessoas em todo o mundo, restaurando, mantendo ou melhorando a função dos tecidos e dos órgãos. A engenharia de tecidos periodontais está especificamente relacionada com a reparação do osso alveolar, do cemento associado ao dente e do ligamento periodontal.

várias estratégias de engenharia de tecidos são

- Células estaminais
- Fabrico de andaimes
- Factores de crescimento

CÉLULAS ESTAMINAIS - TIPOS E FONTES

Os defeitos e perturbações dentários, orais e maxilofaciais complexos ou com vários tecidos colocam os cirurgiões perante vários desafios de reconstrução. Por exemplo, condições como fendas palatinas, defeitos oncológicos, quistos dos maxilares, osteomielite, ferimentos de bala, osteoradionecrose e osteonecrose dos maxilares relacionada com medicamentos e até mesmo pequenos defeitos, como os observados nos rebordos alveolares resultantes de traumatismos dentoalveolares, doença periodontal e hipodontia, necessitam de abordagens de reconstrução cirúrgica intrigantes.

As terapias com células estaminais são muito promissoras para revolucionar os cuidados de saúde humanos e podem ser úteis para ultrapassar as dificuldades da cirurgia oral e maxilofacial. As clínicas orais e maxilofaciais são uma fonte importante de tecidos dos quais podem ser extraídas várias células estaminais.

As células estaminais têm duas características fundamentais: (1) a auto-renovação, que permite que as células sejam multipotentes e se dividam sem qualquer diferenciação, e (2) a potência, que lhes permite a capacidade de se diferenciarem numa infinidade de tipos de células.

A célula estaminal é a origem da vida. Como afirmou o grande patologista Rudolph Virchow, "Todas as células provêm de células". A célula estaminal definitiva, o óvulo fertilizado, é formada pela fusão da descendência haploide das células estaminais germinais. O óvulo fertilizado é totipotente, pois forma todos os tecidos do embrião em desenvolvimento.

No adulto, o tecido é renovado pela proliferação de células estaminais especializadas, que se dividem para formar uma célula que continua a ser uma célula estaminal e outra célula que inicia o processo de diferenciação para a função especializada de um tipo de célula madura.

Definição - As células estaminais são definidas pelo seu potencial de auto-renovação e diferenciação em tipos de células mais especializados num determinado tecido.

Origem da célula estaminal
1. As células estaminais embrionárias (ES) são derivadas da massa celular interna de um blastocisto de um embrião com 4 ou 5 dias de idade.
2. As células germinativas embrionárias **(EG)** são recolhidas de tecidos fetais numa fase de desenvolvimento um pouco mais tardia (numa região denominada crista gonadal).
3. Células **estaminais adultas** que são derivadas de tecidos maduros e que se encontram em tecidos adultos.

As propriedades gerais que definem as células estaminais são
1. As células estaminais são células clonogénicas e com capacidade de auto-renovação.

2. As células estaminais são células não especializadas que, quando corretamente estimuladas, podem diferenciar-se em tipos de células especializadas.

Tipos de células estaminais

1. **Células progenitoras**: é uma célula biológica que, tal como uma célula estaminal, tende a diferenciar-se num tipo específico de célula, mas já é mais específica do que uma célula estaminal e é impelida a diferenciar-se na sua célula "alvo". A diferença mais importante entre as células estaminais e as células progenitoras é que as células estaminais podem replicar-se indefinidamente, ao passo que as células progenitoras podem dividir-se apenas um número limitado de vezes. A maioria dos progenitores é descrita como oligopotente. Deste ponto de vista, podem ser comparados às células estaminais adultas. Mas diz-se que os progenitores se encontram numa fase mais avançada da diferenciação celular. Encontram-se no "centro" entre as células estaminais e as células totalmente diferenciadas. O tipo de potência que têm depende do tipo das suas células estaminais "progenitoras" e do seu nicho. Trata-se de uma célula precursora indiferenciada com capacidade para se diferenciar em tipos de células especializadas; ao contrário das células estaminais putativas, não retêm a capacidade de renovação celular.

2. **Células estaminais multipotentes**: são células que se auto-renovam e se diferenciam em vários tipos diferentes de células especializadas, muitas vezes dentro de um tecido (por exemplo, células estaminais hematopoiéticas). A multipotência descreve as células progenitoras que têm o potencial de ativação genética para se diferenciarem em vários tipos de células, mas de forma limitada. Por exemplo, uma célula estaminal sanguínea multipotente é uma célula hematopoiética e este tipo de célula pode diferenciar-se em vários tipos de células sanguíneas, como linfócitos, monócitos, neutrófilos, etc. Mas não pode diferenciar-se em células cerebrais, células ósseas ou outros tipos de células não sanguíneas. As células multipotentes podem ser capazes de se converter em tipos de células não relacionadas. Num caso, os fibroblastos foram convertidos em neurónios funcionais. As células multipotentes encontram-se em muitos tipos de células humanas, mas não em todos. Foram encontradas células multipotentes em tecidos adiposos, células cardíacas, medula óssea e células estromais mesenquimais (MSCs), que se encontram no terceiro molar. As MSCs podem revelar-se uma fonte boa e fiável de células estaminais devido à facilidade de recolha de molares aos 8-10 anos de idade, antes da calcificação dentária adulta. As MSCs podem diferenciar-se em osteoblastos, condrócitos e adipócitos.

3. **Células estaminais pluripotentes**: são células capazes de se auto-renovar e de se diferenciar em qualquer uma das três camadas germinativas (endoderme, ectoderme e mesoderme). As substâncias que têm a capacidade de produzir várias respostas biológicas distintas são ditas pluripotentes (compostos biológicos).

   No entanto, a pluripotência das células é contínua, variando entre células completamente pluripotentes que podem formar-se a partir de todas as células do embrião propriamente dito, por exemplo, células estaminais embrionárias e iPSC, e células incompleta ou parcialmente pluripotentes que podem formar células das três camadas germinativas, mas que podem não apresentar todas as características das células completamente pluripotentes.

4. **Células estaminais totipotentes:** são células derivadas das primeiras divisões do óvulo fertilizado que têm o potencial de dar origem a todas as células diferenciadas do organismo completamente desenvolvido. A totipotência é a capacidade de uma única célula se dividir e produzir todas as células diferenciadas de um organismo, por exemplo, as células totipotentes são os esporos e os zigotos. No espetro da potência celular, a totipotência representa as células com maior potencial de diferenciação. É possível que células totalmente diferenciadas regressem a um estado de totipotência. O modelo de desenvolvimento humano é um modelo que pode ser utilizado para descrever como surgem as células totipotentes. O desenvolvimento humano começa quando o espermatozoide fertiliza um óvulo e o óvulo fertilizado resultante cria uma única célula totipotente, que pode mais tarde desenvolver-se em qualquer uma das três camadas germinativas do embrião humano (endoderme, mesoderme ou ectoderme), em citotrofoblastos de células Into ou na camada de sinctiotrofoblasto da placenta. Depois de atingirem o estádio de 16 células, as células totipotentes da mórula diferenciam-se em células que acabarão por se tornar blastocistos na massa celular interna ou o trofoblasto externo. Aproximadamente 4 dias após a fertilização e vários ciclos de divisão celular, estas células totipotentes começam a especializar-se. A massa celular interna, a fonte das células estaminais embrionárias, torna-se pluripotente.

Tipos de células estaminais extraídas de tecidos orais e maxilofaciais As células estaminais da polpa dentária DPSC são células estaminais mesenquimatosas que se encontram no interior da polpa dentária.

Gronthos et al. (2000) extraíram estas células como as primeiras células estaminais derivadas de dentes em 2000. As DPSCs têm a capacidade de se diferenciar em vários tipos de células e tecidos, tais como osteoblastos, células semelhantes a adipócitos, células musculares lisas, neurónios, dentina e um complexo semelhante àdentina-polpa. Além disso, alguns estudos revelaram o potencial condrogénico das DPSCs in vitro. Verificou-se que as DPSCs têm um tempo de duplicação mais curto (maior taxa de proliferação) e uma maior percentagem de células estaminais/progenitoras na população. Apresentaram uma maior atividade de fosfatase alcalina do que as BMMSCs em meio osteogénico, sugerindo a sua potencial aplicação na regeneração de tecidos mineralizados.

Células estaminais de dentes decíduos esfoliados humanos

As SHEDs são células clonogénicas multipotentes imaturas isoladas da polpa remanescente de dentes decíduos esfoliados. As SHEDs, também classificadas como células progenitoras, têm uma taxa de proliferação mais elevada, bem como maiores duplicações da população, em comparação com outras células estaminais como as DPSCs e as células estaminais mesenquimais da medula óssea (BMMSCs). Osteoblastos, odontoblastos, adipócitos e células neurais são alguns dos tipos de células que podem ser obtidos através da diferenciação de SHEDs.

Células estaminais do ligamento periodontal

As células estaminais multipotentes do ligamento periodontal (PDLSCs), isoladas com sucesso de terceiros molares humanos impactados por Seo et al. (2004), residem na parede perivascular dos ligamentos periodontais. Apesar da sua origem embriológica na crista neural, as PDLSCs são muito semelhantes às células estaminais mesenquimais (MSCs) em características como o fenótipo, a morfologia e o potencial de diferenciação. Além disso, as PDLSCs têm uma capacidade imunomoduladora que lhes permite partilhar uma ligeira semelhança com as BMMSCs até certo ponto. As PDLSC têm a capacidade de se diferenciar em osteoblastos, cementoblastos, adipócitos e condrócitos. Estas células foram diferenciadas em ligamento periodontal, osso alveolar, cemento, nervos periféricos e vasos sanguíneos, tendo sido registada a formação de ligamento periodontal e tecido semelhante ao cemento in vivo.

Células estaminais da papila apical

As células estaminais da papila apical (SCAPs) são células estaminais isoladas da papila apical, o tecido mole nos ápices dos dentes permanentes em desenvolvimento, e, como fonte de odontoblastos primários, pensa-se que influenciam a formação da dentina radicular. Podem sofrer diferenciação adipogénica, dentinogénica e neurogénica sob estímulos/condições adequados e representam características das MSC.

Células **progenitoras do folículo dentário**

As células progenitoras do folículo pericoronário (DFPCs) são células estaminais obtidas dos folículos pericoronários, um tecido ectomesenquimal em torno do órgão do esmalte e da papila dentária que alberga uma população heterogénea de células, tais como células progenitoras que desenvolvem o periodonto. O folículo dentário engloba um germe dentário nas fases iniciais de formação do dente. As DFPCs também têm o potencial de se diferenciar em diferentes tipos de células, como osteoblastos, condrócitos, adipócitos e células neurais.

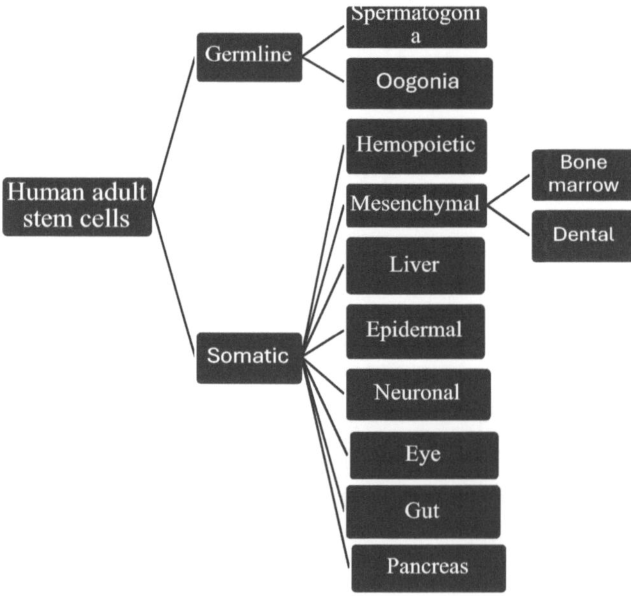

Fig. 1 Classificação das células estaminais adultas humanas com base na sua origem ou localização. **(Mohamed jamal, Samichogle, Haroldgoodis dental stem cells and their potential role in regenerative medicine 2011 joms, 53-61)**

POTENCIAL TERAPÊUTICO DAS CÉLULAS ESTAMINAIS NA REGENERAÇÃO PERIODONTAL

As células estaminais do ligamento periodontal (PDLSCs) representam uma terapia promissora baseada em células na odontologia reconstrutiva para o tratamento do periodonto danificado. Como células estaminais alternativas às PDLSC, as células estaminais mesenquimais da medula óssea (BMMSC) têm sido um foco de atenção para resolver a questão acima referida, porque as PDLSC também expressam outros marcadores de superfície como as BMMSC, tais como CD9, CD10, CD13, CD29, CD44, CD49d, CD105, CD146 e CD166. As células estaminais derivadas do tecido adiposo são também indicadas como tendo vantagens prováveis para aplicações de engenharia de tecidos devido à sua multipotência e isolamento conveniente em grandes quantidades sem dor para os dadores, fibras de tecido conjuntivo que fixam essencialmente o cemento ao osso alveolar e mantêm o suporte dentário. Foi demonstrado que a PDL humana pode conter células progenitoras capazes de se diferenciar em cementoblastos ou osteoblastos invitro. Os resultados destes estudos demonstraram a capacidade das células estaminais pós-natais multipotentes da PDL humana, ou células estaminais derivadas do periodonto (pdSCs), para gerar um tecido semelhante ao cemento in vivo, representando assim uma nova opção terapêutica para a regeneração periodontal.

Componente celular e desenvolvimento do dente

A utilização de sistemas de células estaminais como ferramenta para a engenharia de tecidos tem um grande potencial. A investigação sobre células estaminais deu origem a muitas aplicações clínicas. Exemplos de terapias baseadas em células incluem a reparação de pele, osso, cartilagem articular [tecidos cardíacos e tecidos neuronais na doença de Parkinson]. Através de uma série de interacções epiteliais mesenquimais, os dentes partilham padrões semelhantes de expressão genética e eventos morfológicos com as fases iniciais de outros apêndices epiteliais como o pulmão, o cabelo e a mama. As interacções epiteliais-mesenquimatosas nos dentes são reguladas pelas proteínas morfogénicas ósseas (BMP)-2, (BMP)-4 e midkine, enquanto os factores de crescimento dos fibroblastos (FGFs) estão envolvidos na proliferação celular e na regulação de genes-alvo específicos.

Bases para a engenharia de tecidos dentários

As células representam o componente ativo das terapias baseadas em células. Assim, para além dos factores relacionados com o doente, qualquer produto celular será também afetado pela tecnologia de preparação. Relativamente às células dentárias, são necessários vários tipos de células para formar um dente. Para a engenharia de tecidos de um dente, que é um órgão complexo, estas células têm de se juntar de forma espacial e temporalmente controlada. Uma vez que o dente maduro não pode reparar ou produzir esmalte de novo, a atenção centra-se na bioengenharia da dentina a partir da polpa e do complexo PDL, incluindo o cemento e o osso alveolar. As células estaminais dentárias, originalmente derivadas do ectomesênquima, são consideradas uma nova fonte de células estaminais adultas humanas para a medicina regenerativa. Estas podem ser obtidas a partir de dentes decíduos ou de dentes permanentes extraídos.

Estas células estaminais podem ser utilizadas para efetuar a substituição autóloga de células. A fonte das células é da maior importância e a possibilidade de colher as células necessárias do doente torna este processo muito atrativo.

SCAFFOLDS

A engenharia de tecidos envolve inerentemente a recriação de uma estrutura de tecido tridimensional a partir de uma fonte de células derivadas de uma fonte endógena do doente (por exemplo, cicatrização de feridas ósseas) ou de um dador (por exemplo, pele). Os biomateriais (scaffolds) são utilizados para orientar a organização, o crescimento e a diferenciação das células no processo de formação de tecidos funcionais e fornecem sinais físicos e químicos.

No início da década de 1990, Langer e Vacanti propuseram uma via de engenharia de tecidos para regenerar tecidos perdidos e restaurar as várias funções de tecidos e órgãos humanos danificados. Os princípios da engenharia de tecidos para a regeneração envolvem a combinação e a interação de três elementos principais, como os suportes ou membros, as células regenerativas ou células estaminais e as moléculas de sinalização celular ou factores de crescimento.

MATERIAIS UTILIZADOS COMO SUPORTES NA ENGENHARIA DE TECIDOS

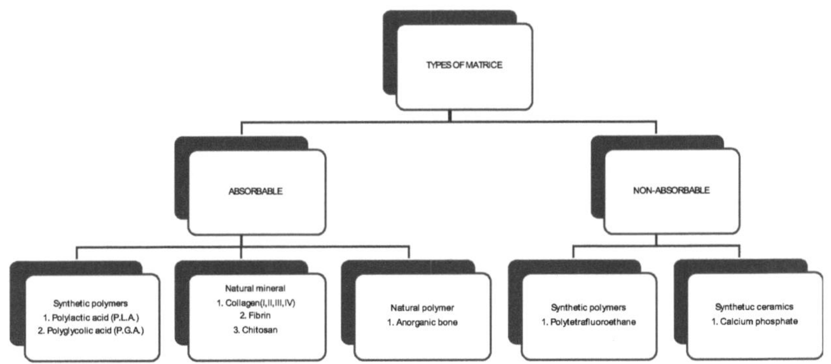

Técnicas **de fabrico de andaimes**

Até à data, têm sido aplicadas muitas técnicas de fabrico para desenvolver andaimes. De um modo geral, as técnicas de fabrico de andaimes podem ser divididas em duas categorias, incluindo métodos de fabrico não concebidos e concebidos. A maior parte das técnicas de fabrico disponíveis, como a moldagem por solvente, a formação de espuma a gás, a liofilização e a electrospinning, pertencem às técnicas de fabrico não concebidas. Os métodos de prototipagem rápida (PR) que têm sido representados recentemente são agrupados na categoria de técnicas de fabrico concebidas.

As várias estratégias de engenharia de tecidos são
- ➤ Fundição e lixiviação por solventes
- ➤ Separação de fases
- ➤ Liofilização
- ➤ Espuma de gás
- ➤ Electrospinning
- ➤ Sinterização de microesferas
- ➤ Fabrico aditivo

Fundição e lixiviação por solventes

Na primeira fase, as partículas minerais e orgânicas são misturadas na solução de polímero. Subsequentemente, o solvente é removido através de métodos de moldagem por solvente ou de liofilização. Por fim, as partículas sólidas são lixiviadas por dissolução selectiva para formar a matriz polimérica. A principal desvantagem do método de moldagem por solvente é a sua incapacidade de eliminar as partículas dissolvidas da matriz polimérica, o que limita a sua aplicação à produção de membranas finas. No entanto, as principais vantagens da técnica de fundição por solvente e lixiviação de partículas são as suas arquitecturas muito porosas (mais de 93%) e a facilidade de personalizar a cristalinidade da matriz. Por conseguinte, ao utilizar polímeros biodegradáveis como o PLLA e o PLGA, esta técnica pode ser utilizada para preparar estruturas muito porosas. Para além disso, qualquer polímero que seja solúvel em solventes orgânicos pode ser tratado com esta abordagem[82] .

Separação de fases

A separação de fases líquido-sólido e líquido-líquido são os dois componentes principais desta abordagem à base de solvente, que também é habitualmente utilizada no fabrico de andaimes. Tecnicamente, a separação de fases pode ser efectuada através de uma técnica não solvente ou térmica. A separação de fases pode ser conseguida através da extração da fase solvente e da redução da temperatura da solução até se formar um andaime de polímero poroso. As variações nos parâmetros primários da técnica de separação de fases, como a quantidade de solvente, a concentração de polímero e a abordagem de redução da temperatura, têm um impacto significativo. Por exemplo, uma pequena modificação no processo de arrefecimento térmico pode resultar numa grande mudança na forma do andaime. A elevada atividade molecular deste método, que resulta de intensas pressões de condução do calor e do ambiente químico, pode ser atribuída à fácil integração das biomoléculas na matriz polimérica porosa [83].

Liofilização

Ultimamente, a engenharia de tecidos tem encontrado aplicação como uma técnica adequada para a criação de estruturas porosas tridimensionais. Esta abordagem é frequentemente utilizada para transformar soluções em materiais sólidos nos domínios dos produtos farmacêuticos, das ciências alimentares e da estabilização de enzimas. O método de liofilização consiste em três fases principais. Primeiro, a solução é congelada a uma temperatura muito baixa (B2 70-280C). A primeira secagem, muitas vezes referida como secagem parcial, é então conseguida através da redução da pressão sobre a solução. A água restante é finalmente removida durante o processo de secagem secundária. A principal vantagem da liofilização é o facto de utilizar água em vez de um solvente orgânico. Como tal, esta abordagem de construção de andaimes é mais biocompatível do que outras formas. Mas é necessária mais investigação para determinar se a liofilização pode produzir uma estrutura porosa hierárquica e altamente organizada. Whang et al., por exemplo, descreveram como construir andaimes porosos utilizando a abordagem de liofilização. Criaram scaffolds utilizando polissacarídeos e estudaram o crescimento e a aderência de células estaminais mesenquimais nos scaffolds[84] .

Espuma de gás

Uma técnica que produz estruturas tridimensionais porosas sem a utilização de solventes. Utilizando técnicas de moldagem por vazamento, os polímeros biodegradáveis como o ácido poliláctico (PLLA), o ácido poliláctico (PLGA) e o ácido poliglicólico (PGA) são inicialmente produzidos como um disco sólido e depois aquecidos a alta pressão numa atmosfera de CO2. Após cerca de três dias, os moldes devem ser armazenados neste estado antes de a pressão baixar para a temperatura ambiente. Os andaimes criados com espuma de gás têm normalmente poros de aproximadamente 100μm e uma taxa de porosidade superior a 90%. Na superfície dos andaimes, as porosidades são irregulares e desarticuladas, o que dificulta a sementeira e a proliferação das células. Além disso, a aplicação de temperaturas elevadas nesta técnica pode impedir a incorporação de biomoléculas e células nos andaimes.

Electrospinning

Um processo para criar andaimes porosos que podem imitar a ECM. Trata-se de uma técnica flexível que produz nanofibras com dimensões que vão desde o submicrónico até à nanoescala. É possível obter um rácio elevado entre a área de superfície e o volume a partir de diâmetros de fibra curtos, o que é vantajoso para materiais de pensos para feridas, membranas de separação e outras utilizações. Além disso, estudos demonstraram que uma taxa mais elevada de adesão celular a suportes porosos resulta num aumento das taxas de diferenciação e proliferação. A criação de fibras durante a electrospinning é impulsionada por forças electrostáticas repulsivas, um processo de auto-organização único, em vez de forças mecânicas. Com outras técnicas de fabrico, é difícil preparar fibras ultra-longas com arquitecturas distintas e montar nanofibras em grande escala. Por conseguinte, uma das vantagens mais significativas do processo de electrospinning é a facilidade com que podem ser preparadas fibras longas, mantendo as características desejadas. Numerosos factores, incluindo as características físico-químicas da solução, como a sua viscosidade, condutividade, tensão superficial e concentração, podem ter um impacto na formação das fibras. Além disso, a regulação de elementos como a tensão, a distância entre a ponta e o coletor, o caudal, o ângulo e a pressão hidrostática na seringa podem ter impacto no funcionamento da electrofiação. As alterações nas condições circundantes, como a humidade, a temperatura e a velocidade do ar, também podem ter impacto na forma como as fibras se formam. As características básicas da formação de fibras por electrospinning incluem a produção de morfologia diversa, a utilização de diferentes tipos de polímeros e diferentes topologias de superfície, diâmetros e porosidade. No entanto, sabe-se que os elementos que limitam a criação de fibras são a velocidade de rotação, a flexão do jato de electrospinning e as instabilidades de encurvadura. Estes factores causam uma deposição imprevista e resultam em fibras não alinhadas.

A influência da criação de fibras alinhadas e controladas na cultura de células, na engenharia de tecidos e nas qualidades mecânicas é evidente, mesmo que a orientação aleatória das fibras seja adequada e simule a MEC. Uma técnica bem conhecida para criar fibras e simular a MEC na engenharia de tecidos é a electrospinning. Foram efectuadas várias tentativas para investigar a forma como os parâmetros podem alterar o crescimento celular na engenharia de tecidos e na regeneração dentária, devido à influência significativa que os diferentes parâmetros têm no diâmetro e na morfologia das fibras. Em suma, no final do jato de fluido, a solução de polímero mantém a sua tensão superficial; entretanto, a tensão superficial da solução é induzida pelo campo elétrico. Quando o campo elétrico é aumentado até uma magnitude crítica, o polímero move-se devido às cargas ligadas de uma forma que minimiza a energia da interação de Coulomb. As nanofibras são frequentemente fabricadas a partir de materiais naturais ou sintéticos à base de polímeros. Deve ser mencionado que este método pode ser utilizado para criar fibras feitas de vidro, metal ou materiais cerâmicos. É importante notar que a injeção de polímero é feita utilizando uma seringa simples com uma ponta de metal e vários tamanhos. A solução de polímero é armazenada num recipiente único com uma seringa no interior. As fibras são recolhidas e a orientação adequada das fibras é ajustada, utilizando uma folha de alumínio e um coletor, respetivamente. Por fim, é utilizada uma fonte de energia de alta tensão para gerar a força necessária para vencer a tensão superficial da solução e produzir nanofibras através da evaporação do solvente. A ponta da seringa e a folha de alumínio estão ligadas a uma fonte de alimentação.

Sinterização de microesferas

Inicialmente criado por , fornece um método de produção centrado na sinterização de microesferas poliméricas [86]. Os andaimes, simples ou compostos, têm sido fabricados utilizando uma variedade de polímeros naturais ou sintéticos, incluindo polilactida (PLA), poli (lactido-co-glicolida) (PLGA), policaprolactona (PCL) e quitosano, juntamente com outros materiais de enchimento como hidroxiapatite, dióxido de titânio, etc. Embora a sinterização por calor seja o método mais frequentemente utilizado para criar andaimes, vários investigadores também utilizaram solventes ou dióxido de carbono subcrítico como agentes de sinterização. Ajustando os parâmetros de fabrico, como o tempo e a temperatura de sinterização, bem como o tamanho da microesfera, é possível regular o tamanho e o volume dos poros. Os andaimes criados com este método reflectem propriedades mecânicas suficientes. O facto de cada porção do andaime poder ser alterada mudando as suas microesferas é, de facto, uma das vantagens mais significativas dos andaimes baseados em microesferas. Esta caraterística facilita o seu controlo. O procedimento de sinterização de microesferas foi utilizado para construir o andaime, e a fixação e o crescimento de osteoblastos no andaime alteraram as suas propriedades, incluindo a rigidez e o tamanho dos poros, em qualquer área de interesse. No entanto, estes suportes podem libertar factores de crescimento e outras substâncias sob controlo, o que pode acelerar o processo de regeneração.

Fabrico aditivo

Nos últimos dez anos, os investigadores têm-se concentrado na aplicação do desenho assistido por computador (CAD) às tecnologias de fabrico aditivo. RP, impressão 3D, fabrico de sólidos de forma livre (SFF) e fabrico aditivo (AM) são os termos habitualmente utilizados para caraterizar a tecnologia. Foram criados numerosos andaimes com as características mecânicas, biocompatíveis e de porosidade correctas utilizando a impressão 3D para utilização em aplicações de engenharia de tecidos. A AM pode ser utilizada em situações em que é necessária uma produção em grande escala para aplicações médicas ou em que as propriedades do andaime, como a forma geral, o tamanho dos poros e a estrutura interior, têm de ser cuidadosamente controladas à microescala utilizando topologia computacional e técnicas sofisticadas de fabrico em 3D[84] Exemplos de fabrico aditivo (AM) incluem a estereolitografia (SLA), a modelação por deposição fundida (FDM), que é mais frequentemente utilizada para aplicações de engenharia de tecidos e bioimpressão, e a sinterização selectiva a laser (SLS). A SLA é um método de fotopolimerização camada a camada que facilita o fabrico de formas complexas. Um modelo computorizado prevê que as microestruturas podem ser geradas com elevada precisão, direccionando o feixe de radiação para uma resina líquida. Durante o processo de fabrico, uma cuba que contém resina fotossensível é exposta à radiação ultravioleta (UV) de acordo com um padrão preciso feito por desenho assistido por computador (CAD). A luz solar UV provoca a polimerização, que por sua vez faz com que a resina solidifique e produza a camada inicial. A camada inicial é fixada numa plataforma móvel pré-fabricada que serve de suporte para o acabamento da estrutura. A plataforma é deslocada para uma altura específica para facilitar a polimerização da resina líquida vertida entre a superfície irradiante e a última camada criada. Este processo repete-se camada a camada até se obter a estrutura tridimensional pretendida[88] . O fabrico por filamento fundido, também conhecido por FDM, é uma das tecnologias de fabrico aditivo que cria objectos tridimensionais através da deposição de material extrudido. É possível extrudir polímeros termoplásticos, pastas cerâmicas, cimentos e soluções para criar uma variedade de estruturas. Ao distribuir o material fornecido, a cabeça de extrusão controlada por computador segue o contorno preciso de cada camada da secção transversal. O bocal será movido para cima ou a plataforma será movida para baixo a uma certa distância na direção z para construir a camada seguinte depois de a camada anterior ter sido extrudida e solidificada através de arrefecimento ou outros métodos. A SLS, por vezes designada por SFF, é uma técnica de camada-AM baseada em pó que utiliza feixes de laser pulsantes ou contínuos para digitalizar e fundir partículas de pó por indução de calor em contornos predefinidos. Após a deposição de pó solto sobre a camada anterior e a repetição do procedimento, é construída a camada seguinte. A SLS tem utilizado uma vasta gama de materiais, tais como cerâmicas (como PCL, Alumina, Zircónia e Sílica), pós de metal-polímero, vários metais (como Titânio, Alumínio, Cobre e Ferro) e as suas ligas (como PCL, PCL e aço inoxidável), polímeros (como PCL, PCL) e compósitos de polímero-vidro, entre outros. A forma, a distribuição do tamanho, a densidade e a taxa de fluxo do pó afectam a sinterização em ambas as situações. As desvantagens da SLS incluem a agregação de pó, fraca coesão, superfícies irregulares e ondulação da camada, entre outras coisas. Estas falhas podem resultar em contração, porosidade, medições imprecisas e resistência mecânica inadequada. Por conseguinte, para melhorar a suavidade da superfície, as qualidades mecânicas e a integridade estrutural, podem ser necessários procedimentos de pós-processamento como o tratamento térmico, o revestimento, o polimento ou o revestimento. A criação de modelos de anatomia humana tangíveis para utilização em medicina dentária e medicina é apenas uma das fantásticas utilizações do fabrico aditivo. Para produzir implantes especializados, incluindo pavimento orbital, onlays e implantes para cranioplastia, a AM é uma ferramenta útil. Atualmente, a AM é frequentemente utilizada na produção de stents de guia cirúrgico, que são utilizados para inserir implantes dentários com precisão. A utilização da AM está a expandir-se gradualmente para incluir a criação de próteses, pontes, coroas provisórias e modelos de resina para fundição por cera perdida. Foram também criados andaimes 3D com a AM para utilização na engenharia de tecidos. Os andaimes de engenharia de tecidos criados estão representados na figura, utilizando partículas de pó AM (FDM) em contornos predefinidos. Após a deposição de pó solto sobre a camada anterior e a repetição do procedimento, é formada a camada seguinte. A SLS tem utilizado uma vasta gama de materiais, tais como cerâmicas (como PCL, Alumina, Zircónia e Sílica), pós de metal-polímero, vários metais (como Titânio, Alumínio, Cobre e Ferro) e as suas ligas (como PCL, PCL e aço inoxidável), polímeros (como PCL, PCL) e compósitos de polímero-vidro, entre outros. Certos materiais requerem a combinação de um aglutinante polimérico sacrificial de baixo ponto de fusão, enquanto outros podem ser sinterizados a laser sem ele. A forma, a distribuição do tamanho, a densidade e a taxa de fluxo do pó afectam a sinterização em ambos os casos. A SLS tem utilizado uma vasta gama de materiais, tais como cerâmicas (como PCL, Alumina, Zircónia e Sílica), pós de metal-polímero, vários metais (como Titânio, Alumínio, Cobre e Ferro) e as suas ligas (como PCL, PCL e aço inoxidável), polímeros (como PCL, PCL) e compósitos de polímero-vidro, entre outros. Certos materiais requerem a combinação de um aglutinante polimérico sacrificial de baixo ponto de fusão, enquanto outros podem ser sinterizados a laser sem ele. A forma, a distribuição do tamanho, a densidade e a taxa de fluxo do pó afectam a sinterização em ambos os casos. As limitações da SLS incluem agregação de pó, fraca coesão, superfícies irregulares e ondulação de camadas, entre outras coisas. Estas falhas podem resultar em retração, porosidade, medições imprecisas e resistência mecânica inadequada. Por conseguinte, para melhorar a suavidade da superfície, as qualidades mecânicas e a integridade estrutural, podem ser necessários procedimentos de pós-processamento como o tratamento térmico, o revestimento, o polimento ou o revestimento. A criação de modelos de anatomia humana tangíveis para utilização em medicina dentária e medicina é apenas uma das fantásticas utilizações do fabrico aditivo. Para produzir implantes especializados, incluindo pavimento orbital, onlays e implantes para cranioplastia, a AM é uma ferramenta útil. Atualmente, a AM é frequentemente utilizada na produção de stents de guia cirúrgico, que são utilizados para inserir implantes dentários com precisão.

Aplicações de estruturas de suporte na engenharia de **tecidos orais**
Para aplicações dentárias, tem sido utilizada uma gama de biomateriais naturais e artificiais, incluindo metais, cerâmicas, polímeros, proteínas e partículas, ou alterados utilizando enzimas e partículas[89] . Os recentes avanços na medicina dentária foram possíveis graças ao elevado grau de flexibilidade oferecido pelas nanofibras poliméricas e pelas nanopartículas de bio-cerâmica, que melhoram a regeneração dos tecidos dentários [90] . O papel das nanofibras poliméricas na regeneração dentária pode ser realçado pelas suas características nanofibrosas, que incluem uma elevada área de superfície, uma melhor interação celular, uma absorção adequada de proteínas para facilitar os locais de ligação dos receptores celulares, uma elevada funcionalização da superfície e uma porosidade na gama das submicrónicas a nanoescalas[90] . Para aplicações dentárias, tem sido utilizada uma gama de biomateriais naturais e artificiais, incluindo metais, cerâmicas, polímeros, proteínas e partículas, ou alterada utilizando enzimas e partículas[89] . Os recentes avanços na medicina dentária foram possíveis graças ao elevado grau de flexibilidade proporcionado pelas nanofibras poliméricas e pelas nanopartículas de bio-cerâmica, que melhoram a regeneração dos tecidos dentários[90] O papel das nanofibras poliméricas na regeneração dentária pode ser realçado pelas suas características nanofibrosas, que incluem uma elevada área de superfície, uma melhor interação celular, uma absorção adequada de proteínas para facilitar os locais de ligação dos receptores celulares, uma elevada funcionalização da superfície e uma porosidade na gama das submicrónicas a nanoescalas[90] . Entre os biomateriais com nanoestruturas padrão, os suportes nanofibrosos têm uma área de superfície elevada, um alinhamento controlado das fibras para direcionar o tecido de regeneração, uma forma controlável e uma elevada porosidade - propriedades que são vantajosas para as células[91] . Além disso, estas nanofibras são muito promissoras para utilização na regeneração e reparação de muitos tecidos orais e dentários, tais como o esqueleto, o periodonto, a polpa dentária e a mucosa oral. Ao longo de sete dias, a membrana de gelatina demonstrou uma fixação e proliferação celular respeitáveis na regeneração do tecido periodontal [89]. Foi também investigada a forma como a administração de antibióticos afectava a cor da dentina humana.

FACTORES DE CRESCIMENTO PARA A REGENERAÇÃO ORAL E MAXILOFACIAL
Os factores de crescimento (GFs) são substâncias essenciais encontradas nos seres humanos que aumentam o crescimento celular, a proliferação e a diferenciação celular. Estes factores desempenham também um papel crucial na regeneração e engenharia dos tecidos. Os FGs podem ter várias funções, por exemplo, a angiogénese [92] , as proteínas morfogénicas ósseas (BMPs) são

capazes de potenciar a diferenciação das células ósseas, e os FGs de fibroblastos e endoteliais vasculares ajudam a desencadear a diferenciação dos vasos.

Os factores de crescimento que desempenham um papel importante na regeneração periodontal são

1. Fator de crescimento derivado de plaquetas
2. Fator de crescimento semelhante à insulina
3. Fator de crescimento transformador-β
4. Fator de crescimento de fibroblastos
5. Proteínas morfogénicas do osso

Fator de crescimento derivado das plaquetas

Codificado por vários genes, o PDGF é uma glicoproteína dimérica básica de 30 kDa constituída por dois polipéptidos unidos por uma ligação dissulfureto. A combinação das cadeias A e B, duas isoformas homodiméricas (PDGFAA e PDGF-BB) e uma isoforma heterodimérica (PDGF-AB) constituem as três isoformas do PDGF. Enquanto o PDGF-AA é secretado pela linhagem osteoblástica, o PDGF-BB e o PDGF-AB são utilizados para confiná-los em grânulos alfa das plaquetas que, quando libertados, aderem às plaquetas das regiões danificadas das paredes dos vasos. Além disso, o PDGF participa na formação da crista neural, na modelação dos membros e do miótomo, na indução da mesoderme, nas interacções mesenquimatosas-epiteliais ao longo do desenvolvimento dos órgãos e no início da embriogénese. As respostas ao PDGF incluem a formação e proliferação do sistema nervoso central, mioblastos, oligodendrócitos, vasos sanguíneos, células mesangiais dos glomérulos renais e células musculares alveolares do pulmão. As células mesenquimatosas presentes em todo o embrião possuem receptores para o fator de crescimento derivado das plaquetas (PDGF), enquanto as células epiteliais e endoteliais produzem os ligandos para a proteína. Quando aplicado a lesões periodontais em macacos com altura óssea alveolar elevada, o PDGF demonstrou excelentes resultados. Em cães beagle, para além das membranas de barreira, verificou-se também uma regeneração significativa dos ligamentos periodontais. Quando o IGF-I foi utilizado para colmatar as deficiências ósseas em macacos, observou-se um crescimento idêntico. Os resultados dos ensaios clínicos de fase I/II mostraram que o PDGF e o IGF aumentaram significativamente a reparação óssea após a terapia periodontal. Com membranas de ePTFE, a aplicação destes GFs melhorou a formação óssea coronal peri-implantar em cães; na ausência de membranas, melhorou a regeneração óssea apical em redor dos implantes.

Factores de crescimento semelhantes à insulina

Os péptidos de cadeia simples conhecidos como IGFs coexistem em duas isoformas: IGF-I (70 aminoácidos) e IGF-II (67 aminoácidos). Os IGFs e a insulina partilham 40-50% da sua semelhança. Embora os três sejam

semelhantes, cada um tem diferentes locais de ligação aos receptores. Em muitos tipos diferentes de células e tecidos, os IGFs têm propriedades metabólicas e de promoção do crescimento. Uma ligação funcional da teoria da somatomedina foi sugerida pela avaliação de uma das isoformas, IGF-I, como mediador circulante (somatomedina C) da hormona do crescimento. Embora tenha havido uma queda de 75-80% no IGF-I circulante, a investigação mostrou que o GHIGF-I pode já não ser válido devido a uma investigação que examinou a expressão hepática e não mostrou crescimento ou desenvolvimento. Assim, o IGF-I demonstrou uma função autócrina ou parácrina, apoiando a noção de que é uma atividade puramente endócrina que completa tanto o desenvolvimento específico dos tecidos como o crescimento geral.
 O IGF-I tem um impacto maior na cirurgia reconstrutiva do que no uso isolado, como evidenciado pelo uso sistémico de IGF-I para promover o crescimento ósseo em defeitos calvários em ratos irradiados. Utilizando o gel de metilcelulose como veículo, os investigadores examinaram a utilização combinada de IGF-I e PDGF, mostrando o crescimento ósseo em implantes de Ti e ligações ósseas encontradas nas cavidades de extração. Em bolsas recém-extraídas, o IGF-I/PDGF com membranas de politetrafluoroetileno expandido (ePTFE) reforçou duas vezes o contacto osso-implante, apoiando a regeneração óssea guiada. No que diz respeito à formação de novos anexos para a regeneração periodontal, o PDGF-BB teve um desempenho notavelmente melhor do que o IGF-I.

Fator de crescimento transformador-β

O fator de crescimento é multifatorial e assemelha-se estruturalmente aos B.M.P.s, mas funciona de forma muito diferente. Foi demonstrado que as células ósseas respondem quimiotacticamente a este fator e que os seus efeitos na proliferação podem variar em função do estado de diferenciação das células, das condições de cultura e da quantidade de TGF-β aplicada.
 Se for injetado perto do osso, pode regenerar a cartilagem e/ou o osso in vivo; se for injetado longe de um local ósseo, não o faz. As três isoformas homodiméricas de mamíferos do fator de crescimento transformador-β (TGF-β) têm cada uma 25 kDa (β1, β2 e β3). Através da ativação da angiogénese, do aumento da produção de matriz extracelular e da prevenção da inflamação e da degradação da matriz nas células mesenquimatosas, o TGF-β1 desempenha um papel significativo na cicatrização e reparação de feridas. Foi demonstrado que o TGF-β1 regula positivamente a expressão dos genes dos proteoglicanos da superfície celular, incluindo o sindecano-2 e o betaglicano, e estimula a criação de ADN, fibronectina, proteína secretada ácida rica em citocinas e osteonectina, e fator de crescimento do tecido conjuntivo nas células PDL. Investigações anteriores revelaram que o TGF-β1 tem o impacto oposto nas células da PDL: Si & Liu (2001) observaram um aumento considerável da atividade da ALP, enquanto Brady et al. (1998) relataram uma diminuição da atividade da ALP. De forma significativa, os efeitos contrastivos do TGF-β1 nas células primárias da

PDL e numa linha de células estaminais/progenitoras da PDL foram descritos por Fuji et al. (2010): Nas células da PDL, o TGF-β1 induziu a proliferação e não afectou as expressões de ARNm da actina do músculo alfa-liso, do colagénio tipo I e da fibrilina 1. Por outro lado, numa linha de células estaminais/progenitoras da PDL, o TGF-β1 inibiu a proliferação e aumentou a expressão destes ARNm. Estes resultados implicam que o TGF-β1 tem dois impactos distintos nas células da PDL, dependendo da fase de desenvolvimento.

Factores de crescimento de fibroblastos

Constituem uma família de pelo menos nove produtos genéticos relacionados, dos quais o FGF ácido (também conhecido como FGF-1) e o FGF básico (também conhecido como FGF-2) são os dois principais membros. Mais potente do que o a-FGF, o b-FGF pode funcionar estimulando a produção de outros factores de crescimento, como o TGF-β. O fator de crescimento básico dos fibroblastos (bFGF) é um polipeptídeo de cadeia simples que está principalmente ligado às células originárias da mesoderme e da neur-ectoderme. É um membro da família dos factores de crescimento que se liga à heparina. O bFGF participa na angiogénese e regula o crescimento, a migração, a diferenciação e a sobrevivência das células. Foi demonstrado que o bFGF estimula a proliferação de células PDL, a produção de hialuronano, sulfato de heparano e osteopontina, bem como a expressão de ARNm de MMP-1, MMP-3 e MMP-9. Por outro lado, inibe a atividade da ALP, a formação de nódulos mineralizados e as expressões de ALP, colagénio tipo I, MMP-2 e ARNm da tropoelastina. Além disso, num modelo experimental de defeitos ósseos alveolares caninos, foi demonstrado que a administração tópica de bFGF induziu fortemente a regeneração do PDL sem anquilose, reabsorção radicular ou crescimento epitelial. Além disso, a capacidade do bFGF para regenerar o tecido da PDL em pacientes com periodontite foi validada por um ensaio clínico aleatório multicêntrico e por um ensaio clínico aleatório controlado de fase II.

Proteínas morfogénicas do osso

As BMPs são proteínas homodiméricas de 30 kDa com 20 variações e alterações diferentes. Um grupo de ligação à cisteína liga as duas vertentes idênticas da proteína. Pertencente à superfamília TFG-β, a BMP-2BMP9 apresenta um elevado grau de semelhança com a TFG-β. Em contrapartida, duas folhas beta de cadeia dupla e um suporte caraterístico com um motivo de nó de cisteína estão presentes tanto nas BMP como nas TFG-β Factores de crescimento para aplicações de regeneração oral e maxilofacial 209. Em contextos clínicos e experimentais, foram utilizadas as BMP-2, BMP-4 e BMP-7. Como moléculas sinalizadoras numa série de tecidos, as BMPs são membros da família TFG-β de factores de crescimento e diferenciação e têm diversas funções durante o desenvolvimento embrionário e pós-embrionário. As BMPs têm sido associadas à modelação da mesoderme, à neurogénese, à organogénese, à esqueletogénese e à produção de osso. Grande parte da compreensão dos processos de sinalização das BMP, obtida através das técnicas genéticas e celulares, provém de estudos efectuados em espécies-modelo, como a mosca da fruta, os nemátodos, os ratos e as rãs. O complexo recetor transmembranar multimérico é ligado às BMP extracelulares e ativado por estas. Os transdutores de sinal da família SMAD são fosforilados por este recetor ativado por ligandos, serina/treonina quinase. Como resultado, os SMADs são diretamente translocados para o núcleo, onde permitem o controlo da expressão do gene alvo. A sinalização das BMPs, o seu mecanismo de regulação intracelular ou extracelular e a sua capacidade para acções agonistas e antagonistas devem ser alterados para que possam funcionar como agentes terapêuticos potentes. A investigação sugere que é necessário um exame adicional das vias de sinalização BMP, GF e hormonal para evitar efeitos secundários desfavoráveis dos tratamentos. A expressão das BMPs numa vasta gama de tecidos pode revelar informações sobre a sua função. As BMPs têm sido implicadas na esqueletogénese e noutros aspectos do desenvolvimento, de acordo com estudos realizados em ratos. Foi demonstrado que muitas mutações, incluindo o braquípode e a orelha curta, são causadas por um mau funcionamento da atividade dos genes BMP. Uma mutação no gene BMP-5 foi associada a uma reparação deficiente de fracturas ósseas em adultos, e o crescimento aberrante da estrutura esquelética foi associado a orelhas curtas. Ao examinar os ratinhos, foi demonstrado que as síndromes braquípodes e autossómicas latentes Hunter-Thompson e as condrodisplasias do tipo Grebe na idade adulta eram causadas por uma mutação do membro da família BMP GDF-5. Estes tipos de síndromes são caracterizados por um desenvolvimento defeituoso ou invulgar das articulações e por um encurtamento do sistema esquelético associado, o que indica uma influência mínima do esqueleto axial. As BMPs ainda não foram examinadas em casos clínicos. Nos anos 80, foram utilizados extractos purificados de proteínas bovinas não colagénicas para avaliar proteínas recombinantes humanas para clonar BMPs. Devido à sua rápida dissolução, a investigação utilizou uma metodologia de injeção única, o que impediu a injeção de uma solução aquosa. Para manter os níveis de atividade das BMP, foram utilizados suportes como coágulos sanguíneos autógenos, colagénio, poli-alfa-hidroxiácidos, fosfatos de cálcio, osso bovino desproteinizado, titânio e osso desmineralizado desativado. As BMPs foram utilizadas para promover a absorção superficial e a rápida diluição para lavar o FG nas primeiras 24 horas, o que resultou em suportes de carga. Vários investigadores utilizaram misturas de soluções de colagénio e gelatina com BMP para penetrar em suportes porosos. Um pequeno número de investigadores também utilizou BMPs em suportes de polímeros reabsorvíveis com libertação regulada a longo prazo. Nos ensaios, foram utilizadas doses mais elevadas (300 ng/mL) para produzir uma diferenciação osteogénica in vivo.

Plasma rico em plaquetas

Numerosos GFs e citocinas presentes nas plaquetas têm o potencial de acelerar o processo de regeneração dos tecidos. Os FGs presentes nas plaquetas são o fator de angiogénese derivado das plaquetas, o fator plaquetário 4, o fator de crescimento dos hepatócitos, o PDGF, os factores de crescimento transformador β1 e β2 (TGF-β1 e TGF-β2), o IGF e o fator de crescimento epidérmico (EGF). Com uma média de 200.000/μL, as contagens normais de plaquetas no sangue variam entre 150.000/μL e 350.000/μL. Um volume de 5 ml de plasma com uma concentração de plaquetas de pelo menos 1 000 000 plaquetas/μL é conhecido como plasma rico em plaquetas (PRP). Como resultado, a concentração de GF é aumentada três a cinco vezes no PRP. Estes elementos causam migração, divisão e aumento da produção de matriz nas células mesenquimatosas e epiteliais da área. Consequentemente, foi proposto que os produtos relacionados com o PRP - também designados por concentrado rico em plaquetas, gel de plaquetas, preparação rica em factores de crescimento e libertação de plaquetas - podem melhorar a cicatrização de tecidos moles e ossos. É importante notar que o PRP pode afetar a proliferação celular de forma diferente, dependendo do tipo de célula. Enquanto o PRP estimula a síntese de ADN osteoblástico e a divisão celular, também regula negativamente a ALP e suprime a divisão das células epiteliais nos fibroblastos gengivais e nas células do ligamento periodontal. Os produtos relacionados com o PRP são atualmente utilizados numa variedade de aplicações ortopédicas e foram examinados in vitro e in vivo nos domínios da cirurgia geral e da cirurgia maxilofacial. Para aumentar a taxa e o calibre da regeneração da deposição óssea, a terapia PRP tem sido sugerida antes ou em complemento da instalação de implantes dentários. Ainda é discutível se a adição de concentrado de PRP a enxertos ósseos autógenos como fonte de FGs autólogos afectará o crescimento ósseo. Outros demonstraram que a utilização de concentrado de PRP aumenta a formação e a densidade óssea após o enxerto ósseo autólogo em pacientes, apesar de alguns autores sugerirem que a adição de PRP não parece melhorar a nova formação óssea nos enxertos ósseos autógenos utilizados na mandíbula do modelo canino ou nos defeitos de tamanho não crítico no modelo craniano de coelho. A razão para este debate pode dever-se ao facto de a concentração de plaquetas necessária para ter um efeito benéfico do PRP na regeneração óssea parecer situar-se num intervalo relativamente estreito. A aplicação tópica de PRP pode fornecer um número suficiente de GFs, que podem então aumentar a atividade celular e encorajar a regeneração periodontal. Factores de crescimento para aplicações na regeneração oral e maxilofacial.

Fator de **crescimento endotelial vascular**

A vascularização adequada do defeito é necessária para que ocorra uma cicatrização óptima. O VEGF regula uma grande parte do desenvolvimento e manutenção da angiogénese. É comummente reconhecido que o VEGF, como componente da cascata, regula a produção de osso novo, particularmente durante o processo de cicatrização, estimulando as estruturas vasculares ao atuar sobre os osteoblastos. É improvável que uma única deposição de um determinado tipo de VEGF numa concentração elevada dentro de um defeito produza um sistema vascular, tal como a formação de vasos sanguíneos não ocorre num determinado momento. A formação da vasculatura que poderá sustentar uma construção de tecido em regeneração torna-se um desafio único devido à libertação de VEGF ao longo do tempo e a outros elementos desconcertantes. Quando administrado localmente no local do dano ósseo, uma produção temporária de VEGF pode revelar-se uma terapêutica eficaz para promover a cicatrização óssea humana. avaliaram o impacto do VEGF tanto por si só como em combinação com BMP-2. Descobriram que o crescimento ósseo exigia mais do que apenas um agente angiogénico a ser utilizado. No entanto, o VEGF melhorou a produção óssea, tanto em termos de densidade como de volume, quando aplicado em simultâneo com a BMP-2.

ENGENHARIA DE TECIDOS MOLES ORAIS E DENTÁRIOS

Engenharia de tecidos da mucosa oral

A mucosa oral é constituída por duas camadas diferentes: a lâmina própria, uma camada de tecido conjuntivo fibroso, suporta o epitélio de superfície. Em vários locais, a submucosa, um componente solto do tecido conjuntivo, liga a mucosa oral às estruturas subjacentes. As camadas epidérmica, dérmica e hipodérmica da pele são comparáveis a estas três camadas.

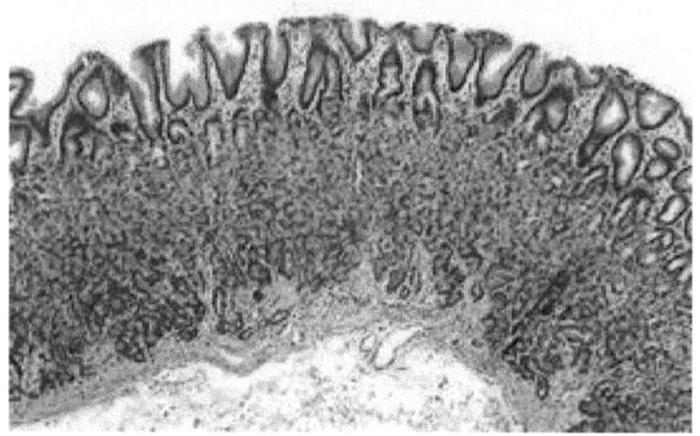

Mucosa humana normal

Engenharia da mucosa oral com espessura dividida

Em 1975, Rheinwald e Green apresentaram uma técnica para cultivar em série queratinócitos humanos in vitro. A sua camada de alimentação era constituída por ratinhos 3T3 que tinham sido expostos à radiação. Fibroblastos e meio de Green, um meio de cultura específico. As placas epiteliais de camada única e a cultura de queratinócitos são duas utilizações comuns desta técnica. Vários investigadores conseguiram cultivar folhas de queratinócitos orais sem a necessidade de uma camada de alimentação de irradiação. Como referido anteriormente, estas folhas epiteliais são frágeis, difíceis de trabalhar e propensas a contrair-se. As culturas em monocamada têm sido utilizadas em numerosas investigações porque são uma ferramenta muito útil para investigar a biologia básica e as reacções a estímulos dos queratinócitos da pele e da boca. As culturas em monocamada podem não representar com exatidão o que ocorre in vivo, uma vez que o epitélio oral e a epiderme são estruturas multicamadas complexas com células em diferenciação terminal. Assim, os avanços nos domínios da engenharia de tecidos epiteliais e da investigação da biologia epitelial foram possíveis graças à criação do sistema de cultura 3D multicamadas. Os queratinócitos podem ser cultivados em membranas de cultura de células permeáveis na interface ar/líquido para criar folhas de epitélio multicamadas que se assemelham ao epitélio nativo e exibem marcadores de diferenciação como a formação de membranas basais, expressão distinta de citoqueratina e queratinização se os queratinócitos tiverem origem na mucosa queratinizada. Os laboratórios Skinethic (Nice, França) criaram um modelo in vitro do epitélio oral disponível no mercado que incluía uma cultura tridimensional (3D) de várias camadas da linha celular de queratinócitos humanos TR146 em inserções de cultura de células de policarbonato. Este modelo de tecido não se diferencia totalmente porque as células são retiradas de uma linha celular de carcinoma de células escamosas oral. No entanto, forma um modelo epitelial oral não queratinizante, que tem sido amplamente utilizado para estudos de biocompatibilidade e outros. Trata-se de reconstruções tridimensionais do epitélio gengival e oral (bucal) humano, que criam epitélio oral estratificado não-queratinizado e queratinizado de várias camadas, respetivamente, e apresentam características morfológicas e de crescimento semelhantes às observadas in vivo. A citoqueratina K13 e a citoqueratina K14, com expressão fraca, são expressas em ambos os tecidos. Além disso, os tecidos produzem péptidos antimicrobianos naturais, como as beta defensinas humanas.

Engenharia da mucosa oral de espessura total

Composta por um suporte 3D infiltrado por fibroblastos que produzem matriz extracelular (ECM), a lâmina própria é o primeiro componente de uma mucosa oral sintética de espessura total ideal que imita a mucosa oral normal. Os fibroblastos orais podem ser semeados num suporte poroso e biocompatível e cultivados durante um período prolongado num meio de diferenciação de fibroblastos para criar esta estrutura. A falta de porosidade no suporte, que pode causar uma fraca infiltração de fibroblastos, o encolhimento do suporte se forem semeados muitos fibroblastos e a rápida biodegradação do suporte são todos problemas potenciais nesta altura. Foi demonstrado que os fibroblastos cultivados em andaimes porosos 3D produzem níveis significativamente mais elevados de ECM do que os fibroblastos em monocamadas. O colagénio recentemente sintetizado em culturas 3D de fibroblastos pode ser caracterizado por microscopia eletrónica de transmissão. Os fibroblastos desempenham um papel importante na morfogénese epitelial, na adesão dos queratinócitos e na formação da complexa junção dermo-epitelial. O fenótipo epitelial e a expressão da queratina são extrinsecamente influenciados pela natureza e origem dos fibroblastos subjacentes e do substrato mesenquimal. A importância dos fibroblastos também foi demonstrada por uma experiência em que se observou vacuolização degenerativa em coculturas cultivadas na ausência de fibroblastos; a utilização de fibroblastos bucais e vaginais resultou num epitélio não queratinizado, em contraste com as culturas com fibroblastos da pele, que mostraram uma ligeira queratinização paraense; consequentemente, os fibroblastos podem influenciar o potencial de diferenciação do epitélio para o encontrado no local dos fibroblastos. 2. Uma membrana basal ininterrupta que divide o epitélio da lâmina própria. A microscopia eletrónica de transmissão pode ser utilizada para caraterizar a membrana basal, mostrando as fibras de ancoragem, a lâmina lúcida e a lâmina densa. Outra técnica de caraterização útil é a imunomarcação para antigénios da membrana basal, como o antigénio do penfigoide bolhoso, o colagénio tipo IV, a laminina, a fibronectina e as integrinas. 3. Um epitélio escamoso estratificado que inclui queratinócitos estreitamente espaçados que se diferenciam à medida que se deslocam em direção à superfície da membrana basal. Para tal, os queratinócitos orais são cultivados num meio quimicamente especificado que contém factores de crescimento de queratinócitos, como o fator de crescimento epidérmico (EGF), na interface ar-líquido. Ao cultivar estruturas epiteliais multicamadas em substratos de tecido conjuntivo, duas preocupações importantes que devem ser abordadas são a diferenciação inadequada do epitélio e a invasão de queratinócitos na camada de tecido conjuntivo. Muitos elementos devem ser considerados para resolver estas questões e maximizar o desenvolvimento de uma mucosa oral de espessura total. Estes consistem na seleção do (A) suporte, (B) fonte de células e (C) meio de cultura.

Andaimes

A estrutura que mantém as células no seu lugar é crucial para a reconstrução da pele e da mucosa oral. Na engenharia de tecidos, é essencial selecionar o suporte adequado com as melhores características mecânicas, de porosidade, de bioestabilidade e de biocompatibilidade. A derme acelular e a membrana amniótica são exemplos de suportes de origem natural. Os substitutos da pele povoados por fibroblastos, os andaimes à base de colagénio, os andaimes à base de gelatina, os materiais à base de fibrina, os andaimes sintéticos como os polímeros e os andaimes híbridos - uma combinação de matrizes naturais e sintéticas - são as várias categorias em que se classificam os andaimes utilizados na reconstrução da mucosa oral e da pele.

Suportes **de origem natural**

Derme acelular Izumi et al. (1999) utilizaram a derme cadavérica acelular (AlloDerm) como substrato para a engenharia de tecidos da mucosa oral. A AlloDerm é uma derme humana cadavérica que é acelular e não imunogénica. É polarizada, com canais vasculares intactos adequados para fibroblastos de um lado e uma lâmina basal adequada para células epiteliais do outro.

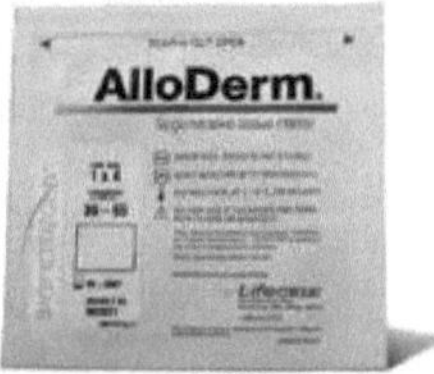

A pele dividida é utilizada para preparar o DED, separando os fibroblastos dérmicos e a epiderme da derme. O suporte DED ganhou popularidade devido às suas qualidades favoráveis, que incluem uma antigenicidade reduzida, boa durabilidade e a capacidade de manter a sua integridade estrutural mesmo após congelação, liofilização e conservação em glicerol. Foi demonstrado que os queratinócitos orais cultivados em substratos derivados da pele (DED ou AlloDerm) podem ser utilizados para criar substitutos da mucosa oral que exibem propriedades histológicas e imunohistoquímicas extremamente semelhantes às da mucosa oral nativa. A mucosa oral equivalente à produzida in vivo foi criada utilizando queratinócitos orais autólogos preparados em derme acelular, como o AlloDerm, sem a adição de fibroblastos. Com as vantagens de cultivar queratinócitos numa cultura quimicamente definida que exclui o soro ou quaisquer outros componentes obtidos de animais, esta abordagem pode ser utilizada para engenharia de tecidos ou mucosa oral. Além disso, está em conformidade com os critérios regulamentares da FDA para ensaios clínicos. No entanto, este método pode não ser o melhor por uma série de razões. A morfogénese da mucosa oral, bem como a maturação e diferenciação completas da camada epidérmica, dependem fortemente da interação entre as células epiteliais e as células mesenquimatosas, de acordo com a teoria do desenvolvimento. Em segundo lugar, as evidências apontam para a possibilidade de que a cicatrização sem cicatrizes única da mucosa oral esteja associada às características dos fibroblastos orais, ao seu papel na secreção de factores de crescimento e remodelação do colagénio, e à sua interação com outros mediadores que ajudam na rápida resolução da fase inflamatória. Em terceiro lugar, mesmo quando os fibroblastos foram integrados em diferentes tipos de matrizes naturais ou sintéticas, a fraca infiltração de fibroblastos tem sido associada à falta de porosidade da matriz, que é essencial para a mobilidade celular.

Membrana **amniótica**

Nakamura et al. investigaram a viabilidade da cultura de células epiteliais orais em membrana amniótica humana e a sua aplicabilidade na reconstrução da superfície ocular de coelho (2003). Criaram e descreveram um epitélio oral modificado que expressava queratinas 3, 4 e 13 e estava ligado a uma membrana basal com hemidesmossomas.

Substitutos de pele povoados por fibroblastos

Vários substitutos de pele viva que são vendidos comercialmente são andaimes povoados de fibroblastos. A Advanced Tissue Sciences Inc. criou o Dermagraft, um substituto dérmico feito de uma malha de polímero biodegradável preenchida com fibroblastos dérmicos[95] . Outro produto fabricado pela Organogenesis chama-se Apligraf (Graft skin). Trata-se de um enxerto composto de queratinócitos alogénicos cultivados num gel de colagénio bovino que é preenchido com fibroblastos. Orcel (Ortec International Inc.), Polyactive (HC Implants) e Hyalograf 3Dt (Fidia Advanced Biopolymers) são mais alguns substitutos vivos da pele. Em duas a três semanas, os fibroblastos no interior destes suportes multiplicam-se, produzem factores de crescimento e matriz extracelular e formam uma matriz semelhante à derme.

Suportes à base de colagénio

Suportes **de colagénio puro**

Masuda criou o primeiro modelo in vitro da mucosa oral de espessura total em 1996. Conseguiu-o através da cocultura de queratinócitos gengivais normais durante dez dias numa interface ar-líquido com géis de colagénio de pele bovina contraídos (CCG) que continham fibroblastos. O seu objetivo era criar um modelo de mucosa bem diferenciado que se assemelhasse aos tecidos nativos em termos de histologia. Utilizando uma matriz de esponja de colagénio tipo I de atelopeptídeo com CCG, Moriyama et al. (2001)[96] adaptaram esta técnica para criar uma mucosa oral de cultura composta. O seu modelo de mucosa consistia em duas partes: (1) uma lâmina própria cultivada com camadas de células epiteliais estratificadas na superfície e (2) uma lâmina própria com fibroblastos embebidos em CCG e uma esponja de colagénio com uma estrutura em favo de mel. Este modelo tem a vantagem de o gel de colagénio inibir a invasão das células epiteliais e a geração de ilhas na camada de tecido conjuntivo, suportando os fibroblastos, o que oferece uma membrana adequada para produzir multicamadas de queratinócitos[97] . No modelo de Moriyama, a expressão da laminina foi encontrada entre a lâmina própria e o epitélio. Mas não havia sinais de expressão de colagénio de tipo IV ou de estruturas semelhantes a hemidesmossomas. Além disso, os fibroblastos colocados em gel de colagénio produziram menos matriz extracelular (ECM) do que os colocados em suportes porosos 3D. Utilizando colagénio da pele de vaca, Rouabhia e Deslauriers (2002)[97] criaram e descreveram uma mucosa oral humana modificada in vitro. Criaram uma lâmina própria artificial combinando fibroblastos orais humanos normais com colagénio de pele de vaca. As células epiteliais orais foram então semeadas nesta matriz e deixadas a desenvolver-se na interface entre o ar e o líquido. As células epiteliais no seu modelo de mucosa expressaram as citoqueratinas K14, K19 e K10, que é uma marca de diferenciação, juntamente com o marcador de proliferação Ki-67. Os queratinócitos comunicaram com os fibroblastos através da expressão de integrinas ($\beta 1$ e $\alpha 2\beta 1$) e da secreção de proteínas da membrana basal (lamininas). Além disso, demonstraram que a mucosa oral modificada podia libertar várias metaloproteinases, incluindo a gelatinase-A e a gelatinase-B, bem como interleucinas, incluindo a IL-1β e a IL-8, e o fator de necrose tumoral alfa (TNF-α). A matriz de colagénio é altamente biocompatível como suporte, mas as suas qualidades mecânicas são fracas e biodegrada-se rapidamente. Os suportes à base de colagénio podem ser reticulados de forma eficaz para melhorar as suas características mecânicas e de bioestabilidade. Por outro lado, a reticulação de tecidos colagénicos aumenta a sua propensão para a calcificação, o que é indesejável em contextos clínicos[98] . Recentemente, modelos tridimensionais mistos de osso e mucosa oral foram submetidos a engenharia de tecidos utilizando gel de colagénio preenchido com fibroblastos, apresentando resultados encorajadores. A aplicação de tecido conjuntivo sintético à base de gel de colagénio preenchido com fibroblastos para transplante clínico é limitada devido às suas fracas características mecânicas e à falta de suturabilidade, apesar de o aspeto histológico do tecido ser substancialmente semelhante ao do tecido nativo.

Suportes de colagénio composto

Para melhorar a funcionalidade dos suportes para a engenharia de tecidos, foram desenvolvidas várias matrizes compostas à base de colagénio. A matriz de glucosaminoglicano (C-GAG), a membrana de colagénio-elastina, a estrutura de colagénio-quitosano e as estruturas de colagénio-GAG-quitosano (CGC) são algumas delas. O quitosano, um material natural que partilha semelhanças químicas com a celulose, é gerado a partir da quitina, um polímero que está presente no exoesqueleto de crustáceos, como caranguejos e camarões. Devido à sua cadeia mais longa de grupos amino, a quitosana actua como uma ponte para aumentar a eficiência da reticulação do glutaraldeído. Os glicosaminoglicanos, que consistem em polímeros longos não ramificados de unidades dissacáridas repetidas, uma das quais é um amino açúcar, são elementos cruciais da matriz extracelular (ECM). A cartilagem de tubarão, a traqueia de vaca e a cartilagem de porco são as fontes de GAGs. As moléculas solúveis em água podem difundir-se rapidamente através dos GAGs que são hidrofílicos, como o ácido hialurónico e o sulfato de condroitina. Estes GAGs atraem muita água e criam géis hidratados. Quando os fibroblastos são cultivados dentro de uma esponja de CGC, a sua expressão de aumento da síntese de colagénio é notavelmente mais elevada do que a dos fibroblastos incorporados num gel de colagénio ou numa cultura em monocamada.

Suportes à base de gelatina

A engenharia de tecidos da pele tem utilizado materiais à base de gelatina, tais como matrizes de gelatina, glucano, hialuronato e ácido quitosano-hialurónico. A gelatina, que é colagénio desnaturado, não é antigénica, atrai os fibroblastos, ativa os macrófagos e estimula o desenvolvimento do tecido de granulação e do epitélio. O glucano estimula o processo de cicatrização de feridas e tem propriedades antivirais, antibacterianas e anticoagulantes. Para melhorar as qualidades mecânicas e biológicas destas estruturas, é adicionado ácido hialurónico.

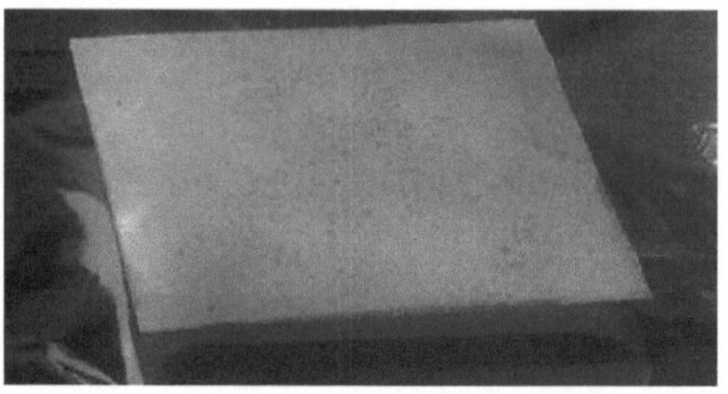

ANDAIME À BASE DE GELATINA

Suportes à base de fibrina

Foi possível criar nova cartilagem humana, pele e osso in vitro utilizando a matriz de fibrina. A BioTissue Technologies criou o Bioseed, um substituto da pele feito de queratinócitos humanos autólogos cultivados combinados com selante de fibrina. A matriz de cola de fibrina confere aos queratinócitos enxertados estabilidade de adesão suficiente num estado de crescimento ativo. A facilidade de enxerto e de repetição, bem como a redução das despesas de funcionamento e do tempo, são outras vantagens. Foram criados equivalentes completos de mucosa oral autóloga utilizando estruturas à base de proteínas extracelulares, como a fibrina e o plasma, e os resultados demonstraram resultados aceitáveis de enxertia intra-oral com boas qualidades de manuseamento e sem contração. No entanto, o epitélio incluía apenas queratinócitos em monocamada e apresentava baixa diferenciação, como evidenciado pela expressão negativa do marcador de proliferação ki67. Os materiais naturais têm inúmeras vantagens que levaram à sua popularidade como suportes para a engenharia de tecidos, como foi discutido anteriormente. No entanto, estes materiais têm alguns inconvenientes. Muitos destes componentes não estão amplamente disponíveis e são isolados de tecidos animais ou humanos. São normalmente dispendiosos e apresentam diferenças significativas de lote para lote. Estes materiais têm também um conjunto restrito de características físicas. Devido a estas desvantagens, vários cientistas estão a pensar em criar matrizes a partir de materiais sintéticos para serem utilizadas na engenharia de tecidos da pele e da mucosa oral.

Suportes sintéticos

Os modelos epiteliais de espessura parcial acessíveis no mercado (modelos de tecido SkinEthic e MatTek) utilizam membranas permeáveis de policarbonato. Foi referido que a engenharia de tecidos da pele utilizou com êxito um copolímero segmentado biodegradável de poli (etilenoglicoltereftalato) e poli (butileno tereftalato) (PEGT/PBT). Este andaime artificial não tem a possibilidade de propagação de doenças e tem fortes qualidades mecânicas. No entanto, para obter melhores resultados, é necessário que os poros do andaime sejam preenchidos com colagénio ou fibrina, que são povoados por fibroblastos. A construção de uma mucosa de revestimento numa mucosa de prótese de engenharia de tecidos para a restauração de um defeito traqueal também foi realizada utilizando um andaime poroso de ácido glicólico poliláctico. Em comparação com três suportes naturais - espuma de colagénio de equino, AlloDerm e quitosano - um suporte dérmico feito de malha de poli (ácido lático-co-glicólico: PLGA) (10:90)-poli (-caprolactona) demonstrou melhores resultados em termos de dispersão celular e criação de tecido. Para a engenharia da mucosa oral, foram utilizados suportes poliméricos biodegradáveis electrospun. A penetração ideal dos fibroblastos no suporte é possibilitada pela estrutura do polímero electrospun. No entanto, se a estrutura incluir poros extensos no lado epitelial, isto também pode levar à invasão epitelial na camada de tecido conjuntivo. Para bloquear a invasão de queratinócitos a partir do lado do epitélio e promover uma infiltração favorável de fibroblastos a partir do lado do tecido conjuntivo, foram criados scaffolds electrospun de duas e três camadas com uma superfície epitelial compacta e uma camada de tecido conjuntivo mais porosa. Para gerar e otimizar os suportes sintéticos impressos em 3D para a engenharia de tecidos da mucosa oral, está a ser realizada mais investigação utilizando a tecnologia de impressão 3D.

Andaimes **híbridos**

Um substituto da pele conhecido como HYAFF e Laser skin é construído sobre um suporte semi-sintético composto por éster benzílico de hialuronano. Este suporte apresenta uma biodegradabilidade regulada e uma boa biocompatibilidade tanto in vivo como in vitro. Para a engenharia de tecidos cutâneos, foi utilizada uma estrutura híbrida constituída por PLGA e colagénio; no entanto, a sua contração é superior à da espuma de colagénio-ácido hialurónico. Um estudo que avaliou três tipos diferentes de estruturas dérmicas concluiu que um copolímero PEGT/PBT moldado por compressão/lixiviado com sal formava tecido conjuntivo de forma mais eficiente do que as estruturas híbridas de colagénio e colagénio-PEGT/PBT liofilizadas. Além disso, foi demonstrado que os factores cruciais que influenciam a capacidade das estruturas sintéticas para regular a criação de tecido conjuntivo incluem a sua espessura, porosidade e tamanho dos poros de interligação.

Células

Na reconstrução da mucosa oral e da pele, é crucial ter em conta a origem e o tipo de fibroblastos e queratinócitos. Uma vez que os fibroblastos dérmicos produzem menos matriz extracelular (ECM) quanto maior for o número de passagens na engenharia de tecidos, os fibroblastos são normalmente isolados da camada de tecido conjuntivo da pele ou de biopsias da mucosa oral. É possível extrair queratinócitos orais normais da mucosa bucal, do tecido gengival e do palato duro, entre outros locais da cavidade oral. Embora os queratinócitos humanos imortalizados, como as células HaCaT ou as células derivadas de tumores TR146, possam ser utilizados em passagens mais longas para reconstruir modelos de teste da mucosa oral, os queratinócitos humanos normais devem ser utilizados em passagens muito precoces. As fases finais da diferenciação terminal não ocorrem nos queratinócitos alterados; por conseguinte, a diferenciação epidérmica não é perfeita. Além disso, as células derivadas de tumores não são normais e não podem ser utilizadas em contextos clínicos. Para criar modelos 3D de engenharia de tecidos da mucosa oral, a linha celular de queratinócitos orais humanos imortalizados OKF6/TERT-2 foi cultivada em gel de colagénio preenchido com fibroblastos. Com a utilização desta linha celular, foi produzida uma estrutura epitelial multicamada disposta de forma semelhante à das células da mucosa oral nativa. Esta estrutura era constituída por um estrato córneo não queratinizante, um estrato espinhoso e um estrato granuloso relativamente achatados e um estrato basal com uma camada de células colunares a redondas.

Enxerto intra-oral

No domínio da cirurgia plástica periodontal, a mucosa oral com engenharia de tecidos também tem sido utilizada para tratar doentes com gengiva insuficientemente ligada. Foi demonstrado que os enxertos gengivais cultivados em estruturas biodegradáveis são seguros e eficazes na produção de tecido gengival ligado queratinizado numa experiência clínica aleatória. O mesmo grupo relatou que um implante pré-molar inferior com gengiva queratinizada insuficiente pode regenerar o seu tecido gengival peri-implantar com a aplicação efectiva de enxerto gengival de engenharia de tecidos. A investigação indica que a queratinização do epitélio sobreposto é modulada pela presença de elastina na camada de tecido conjuntivo da mucosa oral modificada. Para pacientes com anomalias na mucosa oral, foi investigada uma terapia de células vivas bi-camadas com engenharia de tecidos como substituto de enxertos gengivais livres. Todos os casos tratados tiveram uma cicatrização sem intercorrências, epitelização completa no prazo de 14 dias após a cirurgia e sem efeitos secundários graves. A cor e a textura das áreas tratadas reflectiram as dos tecidos circundantes.

ENGENHARIA DE TECIDOS DUROS ORAIS E DENTÁRIOS

Engenharia de tecidos ósseos na região maxilofacial

Um problema prevalente na região maxilofacial é a perda óssea, que pode variar desde uma pequena lesão periodontal até um defeito estrutural complexo que é difícil de tratar. Uma vez que o auto-enxerto tem todos os componentes necessários para a osteogénese, é considerado como o "padrão de ouro". No entanto, está associado a desafios na obtenção da quantidade adequada de osso, bem como a problemas pós-operatórios como infeção, deiscência e não união, que podem atingir até 69% no caso de enxertos ósseos não vascularizados. Além disso, a reabsorção óssea imprevisível pode chegar a 50% do volume original. O uso de aloenxertos ou xenoenxertos oferece um substituto facilmente disponível e barato; no entanto, apesar da possibilidade de transmissão de doenças ser de uma em um milhão, tem havido preocupações. Outra possibilidade é a utilização de materiais sintéticos osteocondutores, embora a sua aplicação seja limitada pela baixa taxa de reabsorção e pelas suas características mecânicas. De um modo geral, as técnicas de engenharia óssea podem ser classificadas em duas categorias: engenharia de tecidos in vitro e in vivo, com base no local de síntese dos tecidos. A abordagem in vivo inclui duas técnicas: a implantação ectópica de uma plataforma no músculo, que é subsequentemente transplantada como um retalho de tecido ósseo-muscular livre, e a engenharia óssea in situ, que envolve a implantação de uma plataforma reabsorvível osteocondutora no defeito ósseo para fornecer suporte mecânico às células hospedeiras[101] .

Por outro lado, se a construção concebida se destinar a aplicação clínica, o procedimento in vitro implica a extração, expansão e sementeira de células osteogénicas num suporte adequado que já deverá ter sido aprovado para utilização clínica. O suporte semeado é então cultivado in vitro, idealmente com sinais biofísicos e bioquímicos que promovem a osteogénese. A engenharia de tecidos in vitro oferece duas vantagens distintas em relação à técnica in vivo: o controlo preciso dos parâmetros de cultura, que reduz a variabilidade dos resultados, e a utilização de células humanas, que diferem significativamente das fontes animais. O sucesso de qualquer uma das abordagens depende principalmente da técnica de fabrico do andaime e da sua capacidade de gerar um substituto da MEC. Muitos métodos tradicionais, incluindo a moldagem com solvente, a liofilização, a formação de espuma com gás, a inversão de fases e a lixiviação de sal, são frequentemente utilizados na engenharia óssea. No entanto, estas técnicas têm o potencial de produzir matrizes com uma estrutura aleatória, diâmetros de poros erráticos e poucas ligações. Além disso, as variações na porosidade, resistência mecânica, estabilidade estrutural e repetibilidade são difíceis de gerir. É agora possível personalizar uma estrutura mais complicada diretamente a partir de um ficheiro de desenho assistido por computador (CAD) graças às técnicas de fabrico aditivo (AM). Por exemplo, o fabrico de andaimes camada a camada é possível através da impressão 3D utilizando um dos seguintes métodos: impressão por extrusão (como a modelação por deposição fundida), impressão assistida por laser (como a sinterização selectiva por laser, ou SLS) ou impressão por jato de tinta (FDM). Esta variedade de métodos facilita a criação precisa de estruturas 3D com dimensões, porosidade e distribuição do tamanho dos poros específicos, que podem influenciar a vascularização, a diferenciação e a proliferação de células. Também possibilitam o fabrico de desenhos complexos em grande escala a partir de uma variedade de materiais biocompatíveis, criando o microambiente celular ideal. Os métodos AM podem ser utilizados para fabricar estruturas que podem ser personalizadas para satisfazer as exigências de cada doente. Ao variar a espessura da camada e a orientação da impressão, é possível otimizar os atributos físicos dos andaimes, incluindo o seu módulo, dureza e resistência à compressão. Para além de utilizar a AM para imprimir andaimes, outro método para explorar as possibilidades de biofabricação de tecidos é a bioimpressão, que consiste na deposição de materiais que contêm células vivas. Utilizando este método, um substrato (papel biológico) é coberto camada a camada com uma solução de pré-polímero (bioink) rica em células, criando uma estrutura tridimensional que se assemelha a um tecido natural. Utilizando a bioimpressão assistida por laser, Catros et al. (2011) [102] examinaram a modelação e a montagem de osteoprogenitores humanos e nanohidroxiapatite. Durante um período de 15 dias, este método permitiu a formação de tecidos sem alterar as características físico-químicas do biomaterial nem a sobrevivência, a proliferação ou o fenótipo das células. No entanto, poderá ser necessário demonstrar a eficácia destes métodos na preservação do fenótipo celular para investigações alargadas in vivo e in vitro envolvendo osteoblastos humanos maduros. Apesar dos benefícios, quaisquer avanços nas técnicas de impressão devem ter em conta alguns condicionalismos tecnológicos. Em primeiro lugar, é utilizado um tipo específico de material em cada procedimento de impressão 3D. Por exemplo, termoplásticos para FDM e pó fino para SLS. Se um material for considerado adequado para um determinado objetivo, mas for difícil de preparar para o procedimento de impressão 3D necessário, a impressão do material pode ser difícil. Em segundo lugar, mesmo que o material seja preparado na forma correcta, a capacidade de impressão nem sempre é garantida porque a impressão eficaz depende da força da ligação entre as camadas. Para que o material possa ser construído camada a camada, deve ser auto-sustentado. Em terceiro lugar, devem ser criadas novas técnicas de solidificação do material para bioimpressão, a fim de manter a integridade da construção impressa sem pôr em risco a sobrevivência das células. Por último, quando se utilizam materiais carregados de células, a flexibilidade dos parâmetros de impressão, como a temperatura ou a pressão de distribuição (tensão de cisalhamento), tem sido limitada, uma vez que as alterações bruscas no ambiente circundante podem reduzir drasticamente a vitalidade das células.

Osso **de engenharia de tecidos**

Tal como a maioria dos tecidos artificiais, o osso de engenharia de tecidos assenta em três blocos de construção fundamentais: sinais, suporte e células. Este trio tem sido afetado pelo desenvolvimento de tecnologias de engenharia de tecidos, que oferecem condições de cultura in vitro que apoiam a proliferação celular, mantendo o fenótipo celular relativo. O segundo fator favorável são os avanços no fabrico de suportes que permitem um controlo preciso da porosidade, do volume, da orientação e da composição química. As proteínas morfogenéticas ósseas humanas recombinantes (rhBMPs), por exemplo, podem ser produzidas em enormes quantidades graças à tecnologia recombinante, o que constitui outro avanço espantoso na síntese de citocinas.

Regeneração de tecidos duros periodontais e peri-implantares

A perda de dentes e as repercussões associadas tornaram-se uma preocupação preocupante nas últimas décadas, resultando em ramificações sociais e numa aparência desagradável. Como resultado, foi criada uma variedade de modalidades terapêuticas para a substituição de dentes, com o objetivo de resolver esta condição incapacitante. Uma dessas modalidades terapêuticas, os implantes dentários, foi apresentada pela primeira vez pelo Prof. Branemark na década de 1960. Desde então, a utilização de implantes por investigadores e clínicos fez avançar o campo da implantologia.

A colocação de implantes é comprometida por defeitos no rebordo causados por edentulismo persistente, mesmo com os avanços encorajadores na tecnologia de implantes. Um fator importante na criação do contacto implante-osso é a quantidade de osso que rodeia o implante. Assim, para que a inserção de implantes dentários seja bem sucedida, é necessário um aumento ósseo.

Abordagens convencionais

Prótese dentária e cirurgia pré-protética

Antes da popularização dos implantes dentários, eram utilizadas próteses como as próteses parciais removíveis e fixas para substituir os dentes perdidos. Para aplicar estes tratamentos e dar à prótese estabilidade e suporte suficientes, o leito ósseo e a mucosa têm de ser adequados. Qualquer técnica que envolva o aumento ou a reparação de tecidos duros ou moles antes da terapia protética é designada por cirurgia pré-protética. Os procedimentos pré-protéticos e reconstrutivos são definidos como a remoção de interferências tecidulares, tais como espigões ósseos, crista milo-hióidea, tubérculo genial, tuberosidade hiperplásica, exostose, tecido mole hiperplásico, hipertrófico e hipermóvel. Atualmente, no entanto, em vez de se eliminarem as interferências ósseas, aconselha-se a manter o osso existente e até a aumentar a massa óssea com tratamentos de aumento. A maior vantagem deste método é o facto de aumentar o leito e o suporte das próteses futuras.

Reposicionamento anatómico

Osteogénese de distração (reposicionamento gradual)

A osteogénese de distração (DO), que tem sido recomendada para corrigir os rebordos alveolares atróficos e deficitários em dimensões verticais e horizontais sem qualquer morbilidade do local de colheita, baseia-se na geração de osso após a separação óssea segmentar num local de osteotomia para corrigir deformidades maxilofaciais. A DO alveolar permite o recontorno gradual do tecido mole circundante em conjunto com o aumento ósseo, resultando em resultados mais previsíveis e menos recidivas. Ainda existem divergências sobre a melhor forma de atuação para a retificação do rebordo, apesar dos relatos iniciais positivos da aplicação da DO para o aumento do rebordo. Em termos de aumento da altura óssea vertical, os auto-enxertos colhidos no ramo e a DO foram considerados iguais no passado. Embora os procedimentos de regeneração óssea guiada (ROG) e de DO sejam benéficos para cristas verticalmente reabsorvidas, estudos prospectivos realizados em Chiapasco mostraram que a DO parece ser mais previsível e que a taxa de sucesso dos implantes colocados em cristas aumentadas com DO foi superior à do outro grupo. No entanto, a utilização da DO pode ser limitada devido a vários problemas potenciais, como a recorrência, danos nos dentes e perturbações neurosensoriais.

Enxerto ósseo Inlay (reposicionamento agudo)

A reabilitação com enxertos interposicionais de osso atrófico após osteotomia segmentar foi inicialmente estabelecida em 1976 com o objetivo de reconstruir o maxilar anterior e melhorar a retenção da prótese. Posteriormente, a "técnica de sanduíche" ou "inlay grafting", que se refere à colocação dos materiais de enxerto dentro de um compartimento esponjoso com três a cinco paredes, foi recomendada para o aumento do rebordo e do osso antes da construção da prótese ou da colocação do implante. Mesmo que uma variedade de materiais de substituição possa ser utilizada para preencher a cavidade da osteotomia, o volume da massa óssea produzida por este método é inaceitável. Bechara et al. efectuaram um estudo de desenho de boca dividida com materiais de enxerto inlay autógenos e hidroxiapatite (HA) para o aumento do rebordo mandibular posterior. A sua investigação demonstrou que o enxerto autógeno produziu um maior crescimento de osso novo do que as localizações que receberam HA. Para a reconstrução óssea, o enxerto inlay foi reconhecido como uma opção de tratamento viável para bloquear enxertos onlay ou DO. A eficácia e a segurança dos enxertos inlay versus onlay para o aumento vertical de mandíbulas atróficas foram estudadas por Felice et al. Eles descobriram que, como os enxertos inlay tiveram menos crescimento e reabsorção óssea, eles produziram aproximadamente o mesmo aumento vertical final. No entanto, o procedimento era mais complicado e propenso a problemas. Para além disso, a taxa de sucesso e a sobrevivência do implante foram comparáveis para ambos os métodos. De forma semelhante, a DO demonstrou uma maior probabilidade de complicações; no entanto, em comparação com o enxerto inlay, este tratamento obteve muito mais altura óssea. Foi estabelecida uma taxa de sucesso significativa de osso melhorado e uma boa longevidade dos implantes dentários implantados, apesar do desafio da cirurgia e dos problemas adicionais da abordagem em sanduíche segmentar. Por este motivo, o enxerto inlay deve ser considerado como uma técnica adequada para a restauração óssea.

Lateralização **do nervo alveolar inferior**

O canal alveolar e o implante devem estar separados por 2 mm, mas nas porções posteriores de mandíbulas severamente atróficas, isso pode não ser possível, e a invasão do nervo alveolar inferior (NIA) pode ser um problema. São criadas várias estratégias, incluindo a lateralização do nervo, para evitar esta sequela. O NIA é libertado do canal do nervo durante este procedimento, os implantes são inseridos no maxilar e o nervo é então posicionado sobre os implantes. A principal desvantagem desta estratégia é a disfunção neurosensorial que se segue à cirurgia; 95,9% dos pacientes são considerados como tendo esta doença. Como resultado, são efectuadas algumas alterações ao procedimento tradicional de lateralização do nervo alveolar inferior (IANL) para diminuir a disfunção neural que se segue. Por exemplo, pode ser criado um tubo de fibrina rica em plaquetas (PRF) à volta do nervo, ou pode ser utilizado um piezótomo em vez da broca cirúrgica, mas não foi desenvolvido um protocolo definido para evitar a disfunção neural e a dor.

Preservação de **soquetes**

Pensa-se que a compressão do alvéolo após a extração encurta o período de cicatrização, reduz a probabilidade de alvéolos secos e evita a formação de subcortes de tecido que possam interferir com a colocação de uma prótese. O principal objetivo das técnicas de preservação do alvéolo cirúrgico é manter o volume do osso, utilizando substitutos ósseos para preencher o alvéolo. O politetrafluoroetileno expandido (ePTFE) e o politetrafluoroetileno de alta densidade (dPTFE) têm sido utilizados como membranas não reabsorvíveis/bioabsorvíveis e barreiras de tecido conjuntivo, ou seja, têm sido aplicados como barreiras para estabilizar os enchimentos dos enxertos para evitar a migração e o repovoamento de células epiteliais no local de cicatrização. O aloenxerto ósseo liofilizado desmineralizado (DFDBA), o aloenxerto ósseo liofilizado (FDBA), o autoenxerto, o polímero de substituição de tecido duro, o xenoenxerto e a HA têm sido utilizados como materiais de preenchimento de alvéolos. No entanto, nenhum destes materiais foi capaz de superar os outros de alguma forma.

Aumento **do seio maxilar**

Após a extração de um dente, a pneumatização do fundo do seio e a reabsorção do rebordo alveolar resultam num volume ósseo insuficiente no maxilar superior. Consequentemente, o aumento apico-oclusal do osso alveolar residual é necessário para a implantação de dispositivos radiculares nesta área. Se a qualidade e a largura do osso forem suficientes para garantir a estabilidade primária dos implantes, a altura de 4 mm pode ser considerada a medida de "corte" para a indicação de levantamento do seio maxilar. Boyne e James introduziram o aumento do seio maxilar em 1980 através do enxerto de osso autógeno. Vários materiais, como osso autólogo, DFDBA, Bioglass, sulfato de cálcio, Bio-Oss e HA, têm sido utilizados para a reconstrução do seio; no entanto, a investigação indicou que os enxertos autógenos continuam a ser o padrão de ouro para o aumento do seio com prioridade não significativa, embora outras alternativas também sejam adequadas para este fim. Foi observada uma taxa de sucesso do implante significativamente maior quando foram colocadas membranas reabsorvíveis e não reabsorvíveis no local do enxerto para cobrir os componentes ósseos.

Regeneração **óssea guiada**

É possível aplicar os conceitos da ROG - que incluem a cobertura de um defeito com membranas de barreira para manter o espaço e criar o ambiente perfeito para a formação de osso denovo - para incentivar o crescimento ósseo no local de cicatrização. As lesões de maiores dimensões apresentam principalmente osteogénese na zona marginal, com apenas tecido conjuntivo e sem sinais de formação óssea na região média. Por conseguinte, é aconselhável utilizar membranas e enxertos em conjunto. A ROG tem utilizado membranas absorvíveis e não reabsorvíveis. As membranas não reabsorvíveis mais populares são o ePTFE, o ePTFE reforçado com titânio, o dPTFE ou a malha de titânio. No entanto, as suas utilizações têm sido restringidas devido à necessidade de um segundo procedimento para remover estas barreiras, ao aumento do risco de reabsorção óssea após a elevação do retalho e à colonização de bactérias orais como resultado da exposição durante o processo de cicatrização. Existem duas categorias de membranas reabsorvíveis: as naturais e as sintéticas. Um dos principais componentes das membranas naturais, o colagénio, é decomposto por enzimas. A hidrólise tem a capacidade de quebrar barreiras sintéticas, tais como subgrupos de poliésteres alifáticos chamados copolímeros de ácido poli(lático) e poli(glicólico). Por outro lado, a investigação indicou que a aplicação conjunta de barreiras e enxertos conduz a melhores resultados.

Células **estaminais mesenquimais**

Na engenharia de tecidos duros de próteses, Como mencionado anteriormente, os auto-enxertos, xenoenxertos ou aloenxertos são normalmente utilizados para o aumento do seio maxilar; no entanto, devido às suas limitações, as células estaminais têm sido utilizadas nesta condição para melhorar os resultados. Numa investigação em humanos, as cristas ilíacas dos doentes foram utilizadas para colher células estaminais mesenquimais derivadas da medula óssea (BMMSCs), que foram depois expandidas em cultura. Três meses mais tarde, os implantes foram inseridos depois de as células terem sido colocadas em suportes HA/TCP por baixo da membrana sinusal para promover o crescimento ósseo. Os resultados revelaram uma taxa de sucesso do implante de 93% e um crescimento ósseo de 41,34%.

Numa investigação clínica, foram utilizados aloenxertos contendo células estaminais geradas a partir da almofada de gordura bucal para preencher as lacunas deixadas pela inserção de blocos autógenos de crista ilíaca sobre maxilares atróficos, que foram depois selados com uma membrana de colagénio. Quando comparados com o grupo sem células, os resultados da tomografia computorizada de feixe cónico mostraram que o grupo de terapia celular apresentava uma maior largura óssea (3,94 mm vs. 3,01 mm) e uma maior formação óssea (65,32% vs. 49,21%) aos 5 meses após a operação. Estes resultados sugerem que a reabsorção secundária foi reduzida e que a formação óssea foi melhorada. É necessária mais investigação para identificar a fonte de células e o suporte ideais para aumentar ainda mais o potencial e a eficácia da regeneração. Estes estudos podem demonstrar uma melhor regeneração óssea e uma diminuição da reabsorção através da co-aplicação de materiais de substituição óssea e células estaminais.

Regeneração de dentes inteiros: Estratégias e técnicas recentes

Os dentes produzidos por bioengenharia são considerados como uma nova classe de modalidades de tratamento. O desenvolvimento coordenado da coroa, da raiz e do ligamento periodontal é necessário para que o processo de TE produza dentes que se assemelhem a dentes genuínos. O processo natural de produção de germes dentários através da interação recíproca entre o epitélio e o mesênquima tem de ser imitado para construir um dente funcional submetido a bioengenharia. Estudos demonstraram que os dentes normais não podem ser gerados de forma independente por células mesenquimais ou epiteliais. Atualmente, estão a ser desenvolvidas duas abordagens principais para reconstruir completamente as etapas subsequentes envolvidas na criação de um dente de bioengenharia: (1) implantar uma construção de suporte ou uma célula pré-formada in vitro no hospedeiro, e (2) utilizar células estaminais competentes para recriar o desenvolvimento embrionário do dente natural. Com base nestas duas abordagens, vários investigadores examinaram uma série de populações de células e materiais. Usando o primeiro método, Young et al. (2002) [104] foram pioneiros na fabricação de dentes de bioengenharia. Para facilitar as interacções entre as células epiteliais mesenquimais e as células do botão do dente do terceiro molar de porco, os investigadores cultivaram as células numa variedade de suportes poliméricos. Depois disso, implantaram as construções nos omentos de ratos. Trinta e cinco semanas após a implantação, os exames histológicos e moleculares das construções implantadas revelaram uma estrutura dentária identificável composta pela dentina, órgão do esmalte e HERS. As morfologias dentárias desiguais criadas em 85% dos tecidos recém-formados e o tamanho relativamente pequeno dos dentes regenerados deveram-se provavelmente à incapacidade do epitélio dentário para formar um botão dentário preciso na fase de capilaridade. Este método foi melhorado utilizando apenas suspensões unicelulares de células do botão dentário de rato cultivadas durante 6 dias e maximizando a idade das células do botão dentário. Foram necessárias 12 semanas após o implante para obter a estrutura idêntica da coroa do dente. Os padrões de crescimento natural prolongado dos dentes de porco foram muito provavelmente a causa do seu desenvolvimento a longo prazo. Além disso, os dentes que foram regenerados eram mais pequenos do que os dentes normais.

BIOMATERIAIS UTILIZADOS NA CIRURGIA PERIOPLÁSTICA

Reconstrução dos tecidos moles periodontais

O periodonto é um sistema complexo constituído por tecidos duros (cemento, osso alveolar) e moles (gengiva, ligamento periodontal). Embora também possa resultar de outras razões, como danos mecânicos, a perda de tecido periodontal está mais ligada à condição inflamatória chamada periodontite, que é causada por germes nos dentes. Embora a regeneração de todo o complexo periodontal implique a reconstrução de tecidos moles e duros, há casos em que os tecidos moles à volta do dente são a única estrutura anatómica que é restaurada através de cirurgia.

Categorias de biomateriais para tecidos moles periodontais

Materiais para tecidos moles periodontais				
Materiais alogénicos, por exemplo, AlloDerms, Puros Dermiss	Materiais xenogénicos, por exemplo, membrana de matriz extracelular (ECM), matriz de colagénio em bicamada	Materiais autólogos, por exemplo, membrana de fibrina rica em plaquetas (PRF)	Materiais aloplásticos, por exemplo, andaimes impressos em três dimensões (3D)	Material de engenharia de tecidos, por exemplo, construção de células vivas

Enxertos **autólogos**

- A previsibilidade clínica do enxerto autógeno torna-o o material de referência para as cirurgias mucogengivais. Entre os enxertos autógenos, existem duas variedades principais: o enxerto de tecido conjuntivo (CTG) e o enxerto gengival livre (FGG). Embora os CTGs contenham apenas tecido subcutâneo e sejam tipicamente utilizados em conjunto com retalhos recolocados coronalmente para resolver deficiências de recessão, os FGGs também incluem um componente de tecido epitelial e conjuntivo e são utilizados principalmente para expandir a largura do tecido queratinizado. Embora ambos tenham algumas desvantagens significativas, os FGGs e os CTGs demonstraram ser úteis no tratamento de anomalias mucogengivais. Como os enxertos autógenos são frequentemente retirados das regiões palatina e retromolar, há um limite para a quantidade de material de enxerto que pode ser obtido. Como resultado, a estrutura das zonas dadoras determina a quantidade e a qualidade do tecido que pode ser extraído. O facto de o próprio processo de colheita estar frequentemente associado a uma morbilidade significativa da zona dadora e a problemas pós-operatórios é outra desvantagem significativa dos transplantes autólogos. De facto, foram identificadas e comunicadas as seguintes complicações pós-operatórias:

- Hemorragia da zona doadora
- Anestesia e parestesia permanentes de partes do palato
- Dor/desconforto prolongado e acentuado na zona doadora
- Infeção no local do dador palatino
- Aumento do tempo de cadeira para colher o enxerto do palato
- Ocorrência de quisto cirúrgico após CTG subepitelial

Considerações gerais sobre os biomateriais na reconstrução dos tecidos moles periodontais

Têm sido explorados biomateriais alternativos, tendo em conta a disponibilidade limitada dos processos de colheita de enxertos autógenos e a morbilidade pós-operatória que os acompanha. Uma vez que não existe um local doador, os principais benefícios da utilização destes biomateriais são uma menor dor e desconforto pós-operatórios, tempos de recuperação mais curtos e disponibilidade ilimitada. Os objectivos da reconstrução e as características dos órgãos e tecidos devem ser tidos em consideração para determinar a eficácia de um biomaterial. Foi sugerido que os dispositivos de regeneração de tecidos moles devem conter as seguintes características, ou critérios de conceção: biocompatibilidade, manutenção do espaço, oclusão/guia das células, integração dos tecidos, facilidade de utilização e atividade biológica. Existem muitos tipos de biomateriais no mercado que se enquadram nesta categoria. Com base nas suas fontes originais, estes materiais podem ser classificados em termos gerais como materiais alogénicos, xenoenxertados, autólogos, aloplásticos e de engenharia de tecidos.

Materiais **alogénicos**

Aloenxerto **de matriz dérmica acelular**

Embora o aloenxerto de matriz dérmica acelular (ADMA) tenha sido inicialmente criado para tratar feridas de queimaduras de espessura total, tem sido extensivamente investigado e utilizado como alternativa aos enxertos autógenos na cirurgia dos tecidos moles periodontais. A pele de um dador humano é utilizada para preparar este aloenxerto de forma asséptica. Este aloenxerto é preparado através de um procedimento patenteado de várias etapas que preserva a estrutura colagénica, os componentes da matriz extracelular, a membrana basal e as células dérmicas, ao mesmo tempo que remove a epiderme e as células dérmicas. Depois de remover o material imunogénico e as impurezas microbiológicas utilizando soluções de lavagem, o tecido residual é crioprotegido utilizando uma técnica de liofilização rápida e patenteada para manter a integridade estrutural e bioquímica do tecido. A manutenção da integridade ultra-estrutural do colagénio e das matrizes elásticas é crucial para evitar a inflamação do tecido recetor. O aloenxerto resultante, que é imunologicamente inerte, poderia atuar como um suporte estrutural para a migração e revascularização de fibroblastos a partir dos tecidos do hospedeiro. Foi demonstrado que o ADMA se integra de forma fiável no tecido hospedeiro e que o seu processo de cicatrização é comparável ao dos enxertos autógenos. A estrutura bioactiva fornecida pelo aloenxerto permite que os fibroblastos e as células endoteliais vasculares proliferem mais facilmente na matriz do tecido conjuntivo. Além disso, promove a migração de células epiteliais a partir dos limites do tecido circundante.

A substância é revascularizada através de canais vasculares preservados, uma vez que a sua integridade estrutural é preservada. A ADMA foi substituída e reepitelizada no prazo de 10 semanas, com integração total da ADMA no tecido gengival do hospedeiro, de acordo com uma investigação clínica e histológica que utilizou a ADMA para aumentar o tecido queratinizado em pacientes humanos (Scarano et al., 2009). Além disso, não se verificou qualquer atividade antigénio-anticorpo leucocitário humano provocada por este aloenxerto liofilizado não imunogénico. Existem vários benefícios na utilização de ADMA na reconstrução de tecidos moles periodontais. Estas incluem a capacidade de tratar várias recessões gengivais numa única consulta, evitar o local do dador palatino, ter disponibilidade ilimitada de tecido, tecido dador de alta qualidade e ser capaz de igualar ou ultrapassar os resultados da utilização de tecido palatino autógeno. Também permite reduzir o desconforto pós-operatório e uma maior taxa de aceitação dos casos. Existem vários produtos ADMA disponíveis. O aloenxerto mais estudado é o AlloDerms (BioHorizons, Birmingham, AL, EUA), que está a ser utilizado há mais de 20 anos. Os bancos de tecidos acreditados pela Associação Americana de Bancos de Tecidos utilizaram pele humana doada para criar este ADMA. Este aloenxerto é uma matriz dérmica que foi liofilizada e está livre de células. É constituído por uma matriz extracelular composta por feixes de colagénio e fibras elásticas, bem como por um complexo de membrana basal estruturalmente ligado.

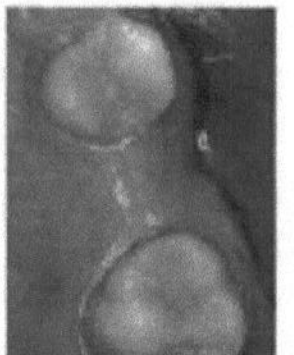

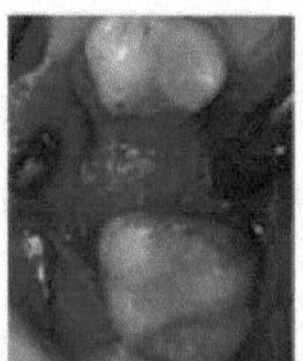

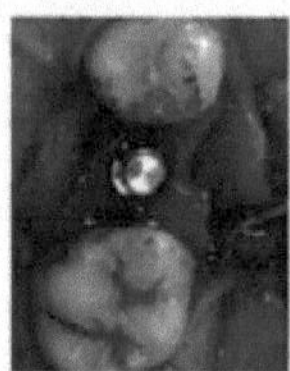

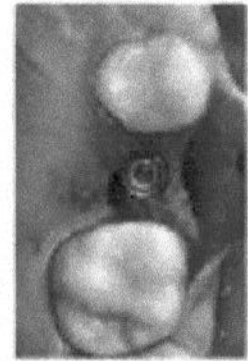

Preoperative clinical picture uncovering

Full thickness fap elevation

Implant in place

Implant

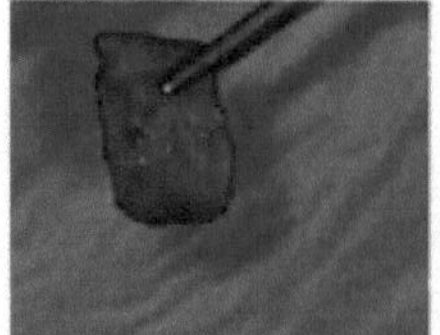

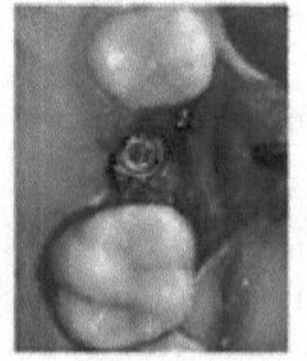

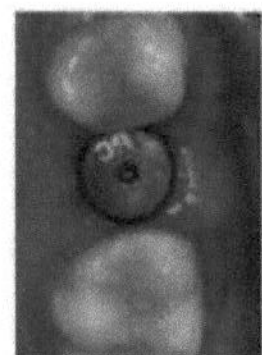

Matrix hydrated in fresh human blood examination.

Matrix placement

Postoperative

COLOCAÇÃO DE MATRIZ DÉRMICA ACELULAR (MUCODERM) NO AUMENTO DE TECIDOS MOLES PERI-IMPLANTARES

No campo da periodontia, o AlloDerms foi utilizado pela primeira vez para aumentar a largura da gengiva ligada em redor de dentes e implantes (Callan e Silverstein, 1998), bem como para substituir CTG ou FGG autógenos em tratamentos de recobrimento radicular. A substância, que tem um lado dérmico e um lado de membrana basal, é utilizada como um enxerto de tecido mole subgengival para tratar a recessão gengival. Outro ADMA, denominado Puros Dermis (Zimmer Dental, Carlsbad, CA), foi introduzido como substituto dos enxertos de tecido mole autógeno no tratamento da recessão gengival através do recobrimento das raízes. Devido ao processo Tutoplast exclusivo da empresa, o aloenxerto Puros Dermis mantém as características mecânicas da derme nativa e a matriz de colagénio natural. Este procedimento elimina os componentes celulares, inactivando a contaminação bacteriana, viral e priónica e removendo a antigenicidade, ao mesmo tempo que mantém a matriz de colagénio, a integridade estrutural do tecido e as suas qualidades biomecânicas. Barker et al. (2010) realizaram um estudo controlado aleatório com desenho de boca dividida para examinar a eficácia do AlloDerms e do Puros Dermis no tratamento da recessão tecidular localizada. Os dois materiais ADMA não diferiram em termos de tecido queratinizado, profundidade de sondagem ou cobertura radicular. Mais de 80% da cobertura radicular foi alcançada com sucesso por ambos os materiais (Barker et al., 2010). Além disso, o Puros ADMA tem sido utilizado para espessar a mucosa aquando da implantação de implantes. Embora não se tenham registado alterações visíveis na histologia dos locais enxertados e não enxertados, a investigação revelou que o Puros Dermis pode espessar consideravelmente a mucosa em redor dos implantes, particularmente em locais com biótipo gengival fino.

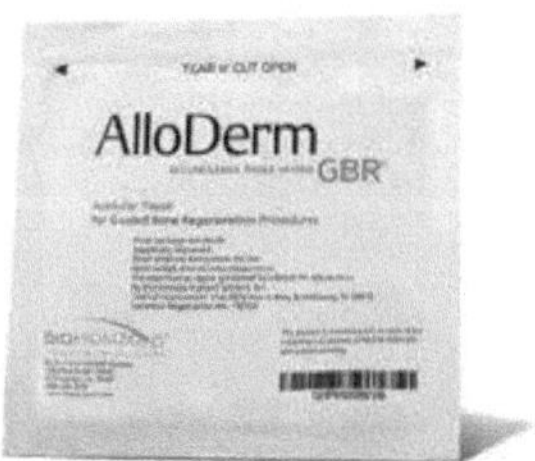

Alloderm

Biomateriais de hidrogel

Os hidrogéis são criados quando os polímeros hidrofílicos são reticulados utilizando uma substância de ligação conhecida como reticulante. Podem absorver água, mas não se dissolvem se o reticulante utilizado for do tipo e concentração correctos. De acordo com Annabi et al. (2014), a reticulação inibe a dissolução, enquanto as espinhas dorsais hidrofílicas atraem moléculas de água para facilitar a absorção de água. Quando as forças motrizes osmóticas - que atraem os fluidos biológicos para o hidrogel hidrofílico - e as forças coesivas - que são fornecidas pelos filamentos poliméricos do hidrogel - se combinam para produzir biomateriais de hidrogel que atingem o seu inchaço estável. Este último pára a expansão do hidrogel. Estas forças são determinadas pela densidade de ligações cruzadas do hidrogel (Guenet, 1992). Por conseguinte, são diferentes de qualquer outro tipo de biomaterial, na medida em que imitam os tecidos moles naturais.

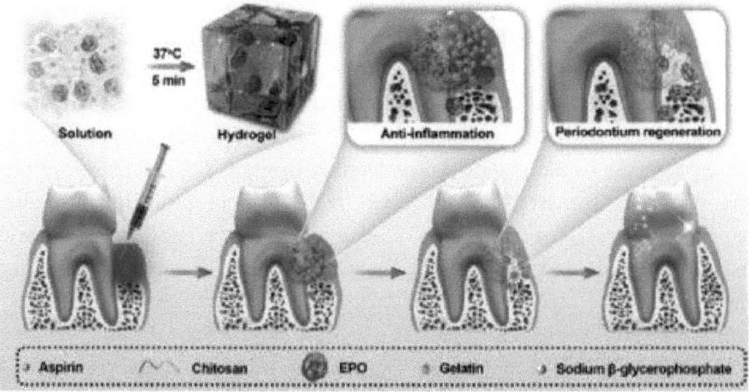

Hidrogel utilizado na regeneração periodontal.

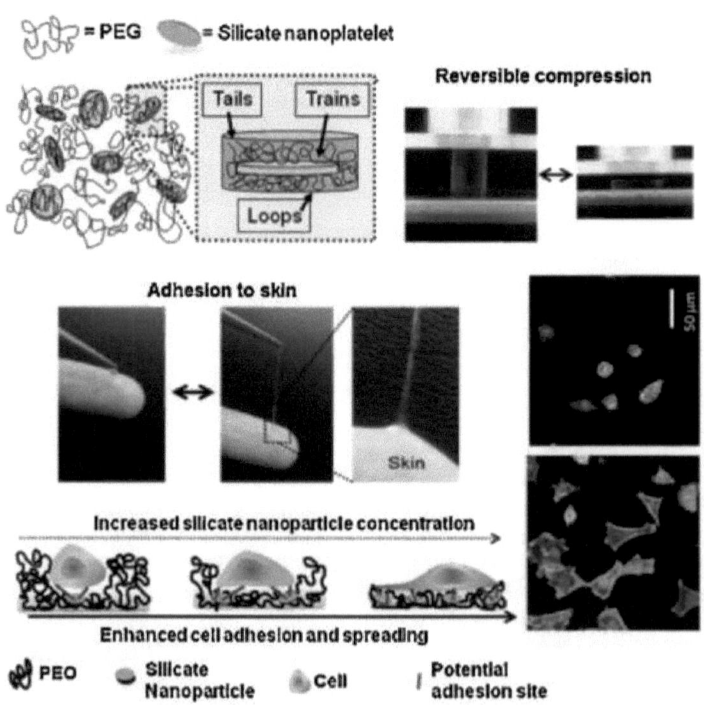

Os hidrogéis com propriedades mecânicas, adesão a superfícies, bioatividade e adesão celular são bons candidatos para o desenvolvimento de estratégias de reparação dos tecidos periodontais.

CLASSIFICAÇÃO DOS BIOMATERIAIS DE HIDROGEL

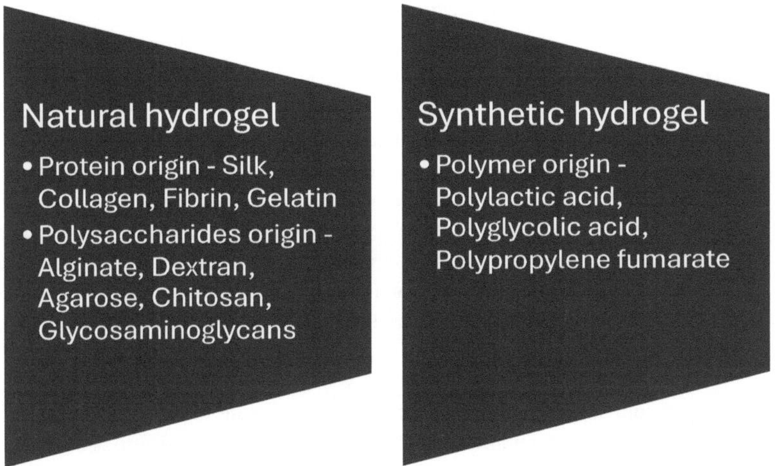

APLICAÇÃO DO HIDROGEL

TE oferece um enorme potencial para a comunidade médica. Estes biomateriais são opções apelativas para aplicações que envolvem a administração de fármacos e factores de crescimento, bem como terapias com células estaminais. As MSCs administradas em hidrogel oferecem uma vasta gama de aplicações na regeneração de tecidos; estas incluem a capacidade de regenerar deficiências ósseas causadas por doenças orais, bem como a reconstrução de tecidos nos casos em que os doentes preferem não receber um enxerto ósseo. A utilização de uma tecnologia de microencapsulação de hidrogel tem as vantagens de ser simples, injetável e biodegradável, proporcionando um suporte tridimensional para a entrega de células para a TE craniofacial. No entanto, estas aplicações apresentam as dificuldades habituais que acompanham as novas práticas clínicas.

Materiais xenogénicos

Membrana da matriz extracelular (MEC)

MucoMatrixX MucomatrixX (Dentegris International, Duisburg) é uma matriz de tecido de colagénio derivada da derme animal. É fabricada através de um processo de preparação em várias etapas para remover todos os potenciais componentes imunogénicos da derme. O produto final consiste numa matriz 3D estável de colagénio e elastina adequada para ser utilizada como enxerto de tecido mole. A avaliação fotomicrográfica do MucoMatrixX revelou que a matriz de tecido de colagénio se assemelha muito ao tecido conjuntivo da gengiva normal e saudável. No entanto, o material não foi validado clinicamente, havendo apenas um relato de caso que descreve a sua utilização. Este relatório descreveu um único caso de MucoMatrixX utilizado como enxerto de tecido mole em combinação com um retalho avançado coronalmente para fins de recobrimento radicular Não foram encontrados outros estudos que apoiassem a utilização de MucoMatrixX na reconstrução de tecido mole periodontal.

DynaMatrix

(Keystone Dental, MA) é uma membrana ECM obtida a partir da submucosa do intestino delgado de suínos, utilizando um processo que retém a composição natural das moléculas da matriz, tais como colagénios (tipos I, III, IV e VI), glicosaminoglicanos, glicoproteínas, proteoglicanos e factores de crescimento, que se sabe desempenharem papéis importantes na reparação e remodelação dos tecidos. A sua arquitetura 3D, composição e bioatividade são mantidas após tratamento com um agente oxidante, liofilização e após esterilização com gás de óxido de etileno.

O princípio subjacente à utilização de membranas de MEC na reconstrução de tecidos moles é que a implantação deste tipo de material de enxerto pode melhorar o ambiente natural de cicatrização de feridas, uma vez que imita a estrutura e composição naturais do tecido circundante no local recetor. Os métodos de processamento utilizados para alcançar a segurança clínica incluem frequentemente passos que sujeitam a MEC a ácidos, enzimas ou outros tratamentos químicos. Estes passos podem desnaturar o biomaterial, eliminar a sua bioatividade inerente e impedir a sua capacidade de interagir com as células do doente.

Os estudos pré-clínicos documentaram que a membrana DynaMatrix estimula a diferenciação das células epidérmicas e a formação de camadas basais, apoia a angiogénese in vitro e in vivo e apoia a adesão celular e estimula a diferenciação e a proliferação. Assim, estas propriedades podem ser capazes de facilitar a queratinização sobre a membrana, tal como observado na cicatrização de enxertos autógenos. Foi proposto que o epitélio povoa a membrana DynaMatrix através da migração de células do epitélio desnudado, induzindo assim a epitelização secundária por "rastejamento" sobre o leito da ferida. De facto, foi demonstrado que a estrutura facilita o repovoamento de fibroblastos, vasos sanguíneos e epitélio dos tecidos circundantes.

Aparentemente, a membrana DynaMatrix é prontamente incorporada no leito recetor devido aos componentes biológicos essenciais da cicatrização que contém: suporte de matriz (ECM) e sinais (factores de crescimento e locais de ligação mediados por receptores de células ECM). Os factores de crescimento, como o fator de crescimento de fibroblastos-2, o fator de crescimento transformador-1 e o fator CTG, são importantes estimuladores da angiogénese, do crescimento capilar e da regeneração dos tecidos. Em termos de reconstrução de tecidos moles periodontais, Nevins et al. (2010) realizaram um estudo randomizado e controlado de boca dividida para comparar a eficácia e a viabilidade do DynaMatrix com a de um enxerto gengival autógeno no aumento da largura do tecido queratinizado aderido. Os pacientes receberam o enxerto gengival autógeno (controlo) num dos lados e a membrana DynaMatrix (teste) no lado contralateral. Após 13 semanas, tanto os locais de teste como os de controlo obtiveram um aumento clinicamente significativo da quantidade de gengiva queratinizada, e os locais tratados com a membrana DynaMatrix misturaram-se bem com o tecido circundante, com uma melhor aparência quando comparados com os locais enxertados com gengiva autógena. As amostras de biopsia dos locais de teste e de controlo pareciam ser semelhantes do ponto de vista histológico, com tecido conjuntivo maduro coberto por epitélio queratinizado. Os resultados das avaliações clínicas e histológicas sugeriram uma potencial aplicação de uma membrana ECM na obtenção de um aumento gengival (Nevins et al., 2010). São necessários mais ensaios clínicos em grande escala, multicêntricos e a longo prazo para validar a sua eficácia.

Matriz de colagénio em bicamada Mucograft

(Geistlich Pharma AG, Wolhusen, Suíça) é uma matriz de colagénio porcino reabsorvível fabricada numa estrutura de duas camadas concebida para o aumento dos tecidos moles periodontais. A matriz é composta por colagénio puro tipo I e tipo III sem reticulação adicional ou tratamento químico e é obtida através de um processo de fabrico patenteado e normalizado, esterilizada por irradiação gama e cuidadosamente purificada para evitar reacções antigénicas. A camada compacta fina, lisa e de baixa porosidade, que consiste em fibras de colagénio compactas com propriedades celulares oclusivas, permite a aderência dos tecidos como pré-requisito para uma cicatrização favorável da ferida.

A lógica de conceção desta matriz de colagénio altamente porosa é permitir que sirva de suporte para a integração de tecidos moles dos tecidos gengivais adjacentes, promovendo assim o crescimento e repovoamento de fibroblastos e vasos sanguíneos e a epitelização com gengiva queratinizada. A camada mais porosa é rapidamente infiltrada pelas células mesenquimatosas do hospedeiro, enquanto a camada concebida para ser uma barreira permitiu a fixação das células e a integração dos tecidos do hospedeiro, mas ao mesmo tempo permaneceu impermeável às células invasoras durante os primeiros 30 dias. A avaliação histológica desta matriz revelou uma integração tecidular aceitável, mesmo em condições de cicatrização abertas (não submersas). Ao fim de uma semana, a matriz podia ser facilmente identificada num tecido conjuntivo altamente inflamado e vascularizado. As áreas de regeneração também demonstraram uma aparência semelhante à dos tecidos moles naturais circundantes, tanto em termos de textura como de cor, o que torna a sua utilização preferível em áreas estéticas que são difíceis de combinar com FGGs palatinos. A reação tecidular associada ao Mucograft parece ser favorável, uma vez que, ao contrário de uma resposta típica de corpo estranho, não está associada à presença de células gigantes multinucleadas, linfócitos ou tecido persistentemente inflamado.

Esta matriz tem sido amplamente estudada em ensaios clínicos como alternativa à colheita de CTGs autógenos do palato. Tem sido utilizada para tratar uma variedade de indicações que envolvem a perda de estruturas de tecido conjuntivo, incluindo a cobertura de recessões e a regeneração da mucosa queratinizada à volta dos dentes. A matriz de colagénio, quando utilizada como um substituto de tecido mole para aumentar a largura do tecido queratinizado ou da mucosa, parece ser tão eficaz e previsível como um FGG. Dois ensaios clínicos relataram resultados semelhantes com um aumento consistente na largura do tecido queratinizado, variando entre 2,5 e 3 mm. Além disso, a utilização da matriz de colagénio reduziu significativamente o tempo cirúrgico quando comparado com o enxerto autólogo e evitou a necessidade de um procedimento de colheita de tecido, reduzindo assim significativamente a morbilidade pós-operatória. Globalmente, esta matriz de duas camadas provoca uma reação tecidular favorável, demonstra potencial como suporte para o crescimento preferencial de tecidos e atinge um resultado terapêutico desejável quando aplicada na reconstrução de tecidos moles periodontais em redor de dentes e implantes, especialmente quando o objetivo principal é aumentar a largura do tecido queratinizado. No entanto, a sua eficácia como alternativa à CTG em procedimentos de recobrimento radicular não foi demonstrada de forma convincente.

Materiais **autógenos**

Membrana de fibrina rica em plaquetas

A membrana de fibrina rica em plaquetas (PRF) é definida como um biomaterial autógeno de leucócitos e fibrina rica em plaquetas que é preparado a partir do sangue do próprio paciente e pode ser utilizado como uma membrana para fins de recobrimento radicular.

Pertence a uma nova geração de concentrados de plaquetas que podem ser preparados utilizando métodos de processamento simplificados e foi desenvolvido pela primeira vez em França por Choukroun et al. em 2001 para acelerar a cicatrização de tecidos moles e duros em cirurgia oral e maxilofacial. A técnica de preparação da membrana de PRF não requer anticoagulante nem trombina bovina. O protocolo de produção de PRF tenta acumular plaquetas e citocinas libertadas num coágulo de fibrina. Este coágulo incorpora muitos promotores de cicatrização de feridas presentes na colheita de sangue inicial. Pode ser utilizado diretamente como um coágulo ou, após compressão, como uma membrana mecanicamente estável que pode ser facilmente manuseada. Existem aplicações generalizadas deste biomaterial autólogo na cirurgia oral, maxilofacial, do ouvido, nariz e garganta e cirurgia plástica.

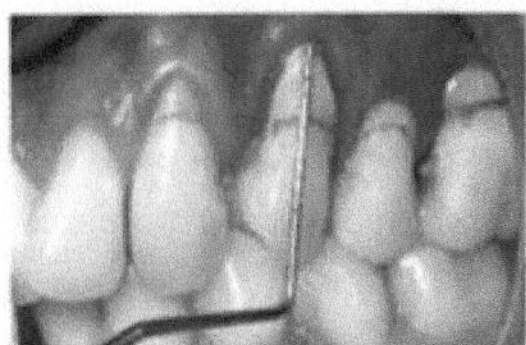

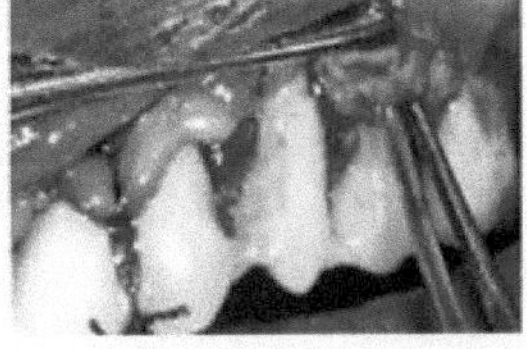

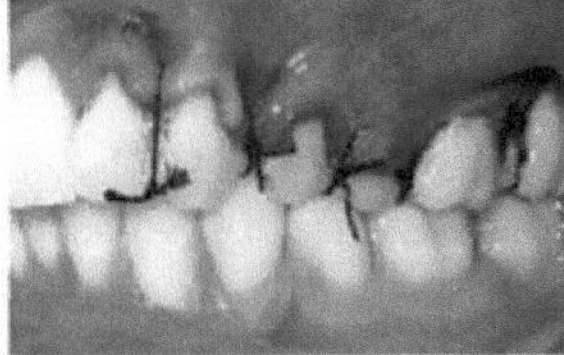

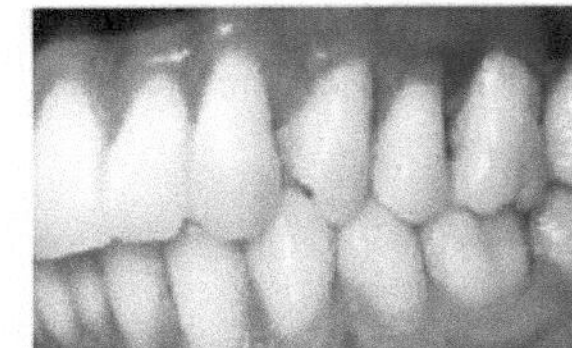

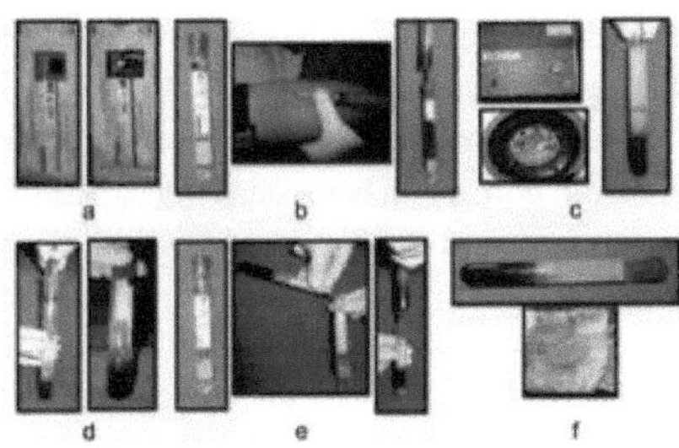

Células estaminais mesenquimais do sangue periférico e matriz de fibrina rica em plaquetas no tratamento da recessão gengival de classe II

Na cirurgia periodontal, as membranas de PRF podem ser utilizadas em combinação com materiais de enxerto para acelerar a cicatrização em elevações do pavimento do seio lateral, aumentos de crista, reconstruções maxilares, regeneração após ablação de quistos, regeneração óssea guiada e preservação de alvéolos. Em termos de reconstrução dos tecidos moles periodontais, as membranas PRF têm sido utilizadas em conjunto com diferentes técnicas de recobrimento radicular para o tratamento da recessão gengival. Anilkumar et al. (2009) utilizaram a membrana de PRF juntamente com uma técnica de retalho deslocado lateralmente para o tratamento de um defeito de recessão isolado e relataram uma cobertura radicular completa com um excelente estado do tecido gengival após 6 meses. Por outro lado, Aroca et al. (2009) relataram que a adição de uma membrana de PRF posicionada sob um retalho coronalmente avançado modificado (MCAF) proporcionou uma cobertura radicular inferior, mas alcançou um ganho adicional na espessura gengival/mucosa aos 6 meses em comparação com o MCAF sozinho (Aroca et al., 2009). A eficácia do PRF no tratamento da recessão gengival é discutível devido à falta de estudos de acompanhamento a longo prazo e a resultados contraditórios; no entanto, a maior vantagem do PRF como membrana é o facto de ser de natureza autóloga e poder ser preparado no consultório.

Engenharia de **tecidos**

Construção celular viva

A engenharia de tecidos envolve a utilização de células vivas, manipuladas através do seu ambiente extracelular e mesmo geneticamente, para desenvolver substitutos biológicos a implantar no corpo para regenerar a função biológica perdida do respetivo tecido. Envolve a interação entre três componentes: (1) as células implantadas e cultivadas que irão criar o novo tecido; (2) um biomaterial que actua como suporte ou andaime da MEC para apoiar as células e facilitar a sua entrega; e (3) os níveis adequados e a sequência de moléculas de sinalização reguladoras que instruem as células a formar o tipo de tecido desejado. Nos últimos anos, foram desenvolvidas, optimizadas e caracterizadas construções 3D de tecidos moles da mucosa com engenharia de tecidos. Nas últimas décadas, têm sido utilizados diferentes biomateriais como suportes de tecido conjuntivo, envolvendo uma variedade de técnicas de cultura de células e abordagens de engenharia de tecidos para reconstruir tecidos moles. Com base nestes conhecimentos, a tecnologia de engenharia de tecidos também tem sido aplicada na reconstrução de tecidos moles periodontais. De facto, nos procedimentos mucogengivais para aumento gengival, o periósteo desnudado cirurgicamente apresenta-se numa condição semelhante à encontrada na exposição de feridas dermatológicas. O local recetor exposto, que é a fonte de fornecimento de sangue, pode ser coberto com células queratodérmicas cultivadas, em vez de um tradicional epitelial-CTG.

Investigações recentes exploraram a possibilidade de utilizar construções vivas de engenharia de tecidos (ou construções de células vivas, CCV), como alternativas aos autoenxertos palatinos, enxertos alogénicos e biomateriais sintéticos para cirurgia mucogengival. O LCC é composto por um componente do dispositivo (matriz de colagénio) e componentes biológicos (células e seus produtos). É uma construção em duas camadas de células neonatais alogénicas viáveis, composta por uma camada inferior de fibroblastos e uma camada superior de queratinócitos. O LCC produz citocinas e factores de crescimento celular (por exemplo, fator de crescimento endotelial vascular, fator de crescimento derivado de plaquetas, proteína morfogenética óssea 2 e fator de crescimento transformador β) envolvidos não só na proliferação celular, mas também na angiogénese, que é um componente crítico da cicatrização de feridas na regeneração de tecidos. As duas camadas da construção parecem atuar de forma sinérgica, apresentando uma gama mais vasta de citocinas do que qualquer uma das camadas apresentaria isoladamente. Embora o mecanismo de ação do LCC não tenha sido totalmente elucidado, postulou-se que melhora o ambiente da ferida através de interacções de factores de crescimento, deposição e degradação da matriz, cobertura da ferida e fornecimento de células responsivas. Foi estabelecido que o LCC não funciona como um autoenxerto, que normalmente vasculariza, integra-se e persiste in situ, mantendo as características do tecido de origem; em vez disso, o LCC parece estimular as células do próprio paciente a regenerar o tecido adequado ao local através da modulação e melhoria da cicatrização por segunda intenção. Apesar de ser composto por células alogénicas, numerosos estudos determinaram que o LCC não provoca uma reação imunitária. Uma vez que o LCC já não está presente após as primeiras semanas, o LCC parece atuar como uma terapia de cicatrização de feridas em vez de um enxerto, talvez guiando as células do próprio doente para o local de tratamento para desenvolver novos tecidos. McGuire et al. realizaram dois estudos aleatórios, controlados dentro do paciente (boca dividida), que investigaram o LCC (CelTx, Organogenesis, Canton, MA) derivado de fibroblastos alogénicos humanos, queratinócitos, colagénio bovino e proteínas da matriz extracelular humana como alternativa ao FGG autógeno para aumentar a largura da gengiva queratinizada. Nestes estudos, o LCC foi preparado numa dobra em Z com a camada de células de queratinócitos virada para fora (longe do leito da ferida) e a camada de fibroblastos virada para o leito da ferida.

Verificou-se que o LCC gerava, de forma previsível, uma zona clinicamente significativa de tecido queratinizado de 1 mm à volta dos dentes aos 6 meses. Além disso, mais pacientes preferiram o tratamento com a terapia LCC em vez da cirurgia de auto-enxerto com um local doador palatino. Numa série de casos em que se utilizou o LCC como alternativa ao FGG autógeno para o tratamento de defeitos mucogengivais, a avaliação histológica dos locais de tratamento ao fim de 3 a 7 semanas revelou um tecido gengival clinicamente normal, constituído por epitélio para-queratinizado com uma resposta inflamatória crónica muito esparsa e difusa no tecido conjuntivo. A análise da persistência do ADN indicou que apenas o ADN de cada indivíduo estava presente nos locais de cicatrização no momento da biópsia, demonstrando uma ausência de persistência do LCC. Scheyer et al. (2014) também forneceram achados histológicos mostrando que os locais tratados com LCC se assemelhavam mais à gengiva do que à mucosa alveolar. Além disso, Morelli et al. (2011) demonstraram que, durante os primeiros eventos de cicatrização de feridas, a expressão de biomarcadores relacionados com a angiogénese é aumentada em locais tratados com LCC em comparação com FGGs autógenos. O mecanismo de ação do LCC é ainda desconhecido (Morelli et al., 2011). No entanto, especula-se que ele modula a cicatrização por intenção secundária dos tecidos moles circundantes. Os constructos celulares vivos actuam como uma cobertura temporária da ferida que acaba por ser substituída por células hospedeiras. O ADN dos fibroblastos e queratinócitos alogénicos colocados sobre as feridas já não estava presente após 6 semanas de cicatrização. Postula-se que a população de fibroblastos e queratinócitos vivos melhora o ambiente da ferida através de interacções de factores de crescimento, deposição e degradação da matriz, cobertura da ferida e fornecimento de células reactivas, conduzindo a um resultado clinicamente benéfico.

Os produtos de engenharia de tecidos, como o LCC, podem ter o seu papel no procedimento de aumento gengival. No entanto, recomenda-se a realização de estudos de acompanhamento a longo prazo e, atualmente, a utilização de substitutos de enxertos de tecidos moles com engenharia de tecidos é limitada pelos elevados custos de produção, por uma pequena janela de utilização e pela natureza complexa do fabrico de produtos com engenharia de tecidos contendo células vivas.

Materiais **aloplásticos**

Suportes **de impressão tridimensional**

Quando as abordagens de engenharia de tecidos são aplicadas à reconstrução de estruturas tecidulares complexas, como o periodonto, os biomateriais podem servir como modelos 3D e ambientes de matriz extracelular sintética para o processo regenerativo. Os tecidos e estruturas biológicas bioimpressos em 3D têm sido propostos como biomateriais alternativos promissores na medicina regenerativa e na medicina dentária. Podem ser utilizados diferentes métodos de bioimpressão 3D e diferentes classes de biomateriais (hidrogéis de polímeros, cerâmicas, compósitos e agregados celulares) para o fabrico de estruturas de suporte, bem como de análogos de tecidos craniofaciais. A impressão 3D de biomateriais representa uma ferramenta promissora, permitindo a personalização para o tamanho, configuração e arquitetura desejados de um determinado defeito. Embora a fabricação de andaimes sobre os quais as células se fixam, migram e proliferam já esteja em uso, a impressão de todos os componentes que formam um tecido (células vivas e materiais de matriz juntos) para produzir construções de tecidos individualizados ainda está em seus estágios iniciais. Rasperini et al. relataram o primeiro caso humano de tratamento de um grande defeito periodontal macio e ósseo com um andaime de polímero bioreabsorvível específico do paciente impresso em 3D que incorpora um fator de crescimento de sinalização (Rasperini et al., 2015). Um andaime personalizado foi impresso em 3D por sinterização selectiva a laser utilizando policaprolactona (PCL) de grau médico para se ajustar ao defeito peri-ósseo de acordo com o modelo prototipado derivado da tomografia computadorizada de feixe cónico do paciente. A região interna do scaffold consistia em cavilhas estendidas orientadas perpendicularmente à raiz para apoio e orientação da formação do ligamento periodontal, perfurações para fixação e um compartimento interno para administração do fator de crescimento derivado de plaquetas humano recombinante BB (rhPDGF-BB). A estrutura 3D foi imersa em rhPDGF-BB durante 15 minutos e depois introduzida cirurgicamente no defeito e fixada com pinos reabsorvíveis de poli-D e ácido L-lático activados por ultra-sons. A plataforma permaneceu in situ durante 12 meses, após os quais ficou exposta e foi removida. Os autores atribuíram o insucesso à taxa de reabsorção prolongada do material e recomendaram a utilização de uma matriz de reabsorção mais rápida, com uma janela de cicatrização inferior a um ano, combinada com um desenho menos volumoso para minimizar a deiscência da ferida, a exposição e a subsequente contaminação microbiana. Tendo em conta estes resultados preliminares, a utilização de uma estrutura bioreabsorvível personalizada impressa em 3D para tratar um defeito periodontal merece um estudo mais aprofundado para aplicações clínicas regenerativas orais mais personalizadas.

Regeneração de tecidos guiada

A regeneração dos tecidos periodontais tem tido um sucesso considerável após a utilização de estratégias GTR/GBR em determinados casos clínicos bem seleccionados. No entanto, os resultados são variáveis e dependem da idade do paciente, do tamanho do defeito, dos genéricos e de outros efeitos demográficos e do estilo de vida [106] .

A utilização de uma membrana oclusiva em interface com o tecido conjuntivo/epitélio gengival e um PDL/tecido ósseo alveolar para promover a regeneração do tecido periodontal é designada por GTR. Uma membrana oclusiva actua como uma barreira quando colocada no local da cirurgia, impedindo a migração do tecido conjuntivo e epitelial para o defeito.

As células progenitoras localizadas no ligamento periodontal remanescente, no osso alveolar adjacente ou no sangue são então capazes de recolonizar a área da raiz e diferenciar-se num novo aparelho de suporte periodontal com a formação de novo osso, PDL e cemento. Outra aplicação importante do conceito de regeneração guiada diz respeito à restauração de locais alveolares deficientes (por exemplo, um local de extração e um rebordo alveolar deficiente) para a colocação de implantes posteriores. Este processo foi designado por regeneração óssea guiada (ROG). Foram obtidos resultados eficazes com a utilização de membranas para o tratamento de defeitos intra-ósseos, furcações, bem como para a reparação de defeitos de recessão do tecido marginal.

Membranas de barreira para aplicações GTR e GBR

A estratégia de isolar o defeito periodontal com um material semelhante a um tapete (reabsorvível ou não reabsorvível) que funcionará como uma barreira física para evitar a invasão das células gengivais levou ao desenvolvimento das membranas GTR/GBR. Estas membranas GTR/GBR têm de apresentar:
1. biocompatibilidade para permitir a integração com os tecidos do hospedeiro sem provocar respostas inflamatórias.

2. perfil de degradação adequado para corresponder ao da formação de novos tecidos.

3. propriedades mecânicas e físicas adequadas para permitir a sua colocação in vivo.

4. força sustentada suficiente para evitar o colapso da membrana e desempenhar a sua função de barreira.

As membranas GTR/GBR dividem-se em dois grupos, não reabsorvíveis e reabsorvíveis, de acordo com as suas características de degradação.

Lista de membranas disponíveis no mercado para aplicações GTR/GBR

Capacidade de reabsorção	Nome comercial	Composição	Taxa de degradação	Propriedades biológicas
Não reabsorvível	Citoplasma TXT-200 Cytoplast Ti-250	Politetrafluoroetileno de alta densidade (d-PTFE) PTFE de alta densidade reforçado com titânio	Não degradável®. Não degradável®.	Biocompatível Biocompatível
Sintético reabsorvível	Resolut LT Vicryl Atrisorb®	Ácido poli-dl-lático/co-glicólico Poliglactina 910 Poliglicolida/polilactida (9:1, p/p)	5-6 meses ~9 meses 6-12 meses	Biocompatível Biocompatível
Base de colagénio reabsorvível	AlloDerm® Bio-Gide BioMend Extend Cytoplast® RTM	Colagénio tipo I derivado de pele humana cadavérica. Colagénio derivado de pele de suíno (tipos I e III Colagénio tipo I derivado de tendão bovino. Colagénio tipo I derivado de tendão bovino. Colagénio tipo I derivado de tendão bovino. Colagénio tipo I derivado de tendão bovino	~16 semanas 24 semanas 18 semanas 26-38 semanas	Biocompatível Biocompatível Biocompatível Biocompatível Biocompatível

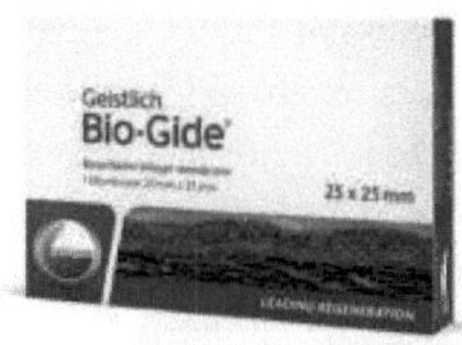

Reabsorvível - membrana de colagénio

CONCLUSÃO

A regeneração do tecido periodontal requer a regeneração funcional do periodonto de suporte do dente, que contém cemento, PDL conectivo e osso alveolar, bem como os tecidos moles circundantes. Os biomateriais desempenham um papel fundamental na prevenção da migração indesejada das células epiteliais e dos fibroblastos gengivais, bem como na orientação de outras regenerações dos tecidos periodontais. Atualmente, os biomateriais utilizados em contextos clínicos centram-se principalmente nas funções de barreira física utilizando a abordagem GBR/GTR. Embora as membranas não reabsorvíveis ainda sejam amplamente utilizadas na prática clínica, as membranas naturais e sintéticas reabsorvíveis tornaram-se cada vez mais atractivas porque evitam a cirurgia secundária e cumprem os requisitos da cirurgia minimamente invasiva. No entanto, os resultados da utilização de membranas de barreira reabsorvíveis variaram em diferentes casos, consoante a gravidade do defeito e a heterogeneidade dos doentes. [107]

A escolha de um material de enxerto ideal é um desafio porque cada material de enxerto tem vantagens e limitações. Um material de enxerto ósseo adequado deve ser biocompatível, osteocondutor, osteoindutor e reabsorvível. Foram concebidos scaffolds multifuncionais e multifásicos para regenerar todo o periodonto, incluindo o osso alveolar, o cemento e a PDL. A imitação da arquitetura nanofibrosa da ECM natural durante a conceção do andaime proporciona um melhor microambiente para a proliferação celular, diferenciação e formação de novos tecidos. A construção de estruturas com micro-sulcos e microcanais é uma estratégia para orientar a formação de fibras de PDL. A administração de fármacos/factores de crescimento controlada temporal e espacialmente a partir de estruturas multifásicas é essencial para orientar o crescimento e a diferenciação de cada tipo de célula na área periodontal defeituosa. As NPs bioactivas são incorporadas no suporte para melhorar a antioxidação, a anti-inflamação, as actividades antibacterianas e o potencial angiogénico. [108] No entanto, a maioria dos estudos relacionados com os novos biomateriais e suportes estão nas suas fases iniciais e são necessárias mais experiências in vivo antes dos ensaios clínicos.

BIBLIOGRAFIA

1. Chang B, Ahuja N, Ma C, et al. Scaffolds injectáveis: preparação e aplicação na regeneração dentária e craniofacial. Mater Sci Eng R-Reports 2017;111:1-26.
2. Bottino MC, Thomas V, Schmidt G, et al. Avanços recentes no desenvolvimento de membranas GTR/GBR para regeneração periodontal - Uma perspetiva de materiais. Dent Mater 2012;28(7):703-21. [PubMed: 22592164]
3. Sam G, Pillai BR. Evolução das membranas de barreira na regeneração periodontal - "As membranas de terceira geração estão realmente aqui?". J Clin Diagn Res 2014;8(12): Ze14-7.
4. Saboori, A., Rabie, M., Moztarzadeh, F., Sheikhi, M., Tahriri, M., Karimi, M., 2009a. Síntese, caraterização e bioatividade in vitro de bioglass Si02CaOP205MgO derivado de sol-gel. Mater. Sci. Eng: C. 29, 335340.
5. Saboori, A., Sheikhi, M., Moztarzadeh, F., Rabiee, M., Hesaraki, S., Tahriri, M., et al., 20096. Preparação de solgel, caraterização e bioatividade in vitro de vidro bioativo contendo Mg. Adv. Appl. Ceram.: Struct. Funct. Bioceram. 108, 155
6. Aure' gan, J.-C., Be'gue', T., 2015. Vidro bioativo para infeção de ossos longos: uma revisão sistemática. Injury. 46, S357.
7. Hu, S., Chang, J., Liu, M., Ning, C., 2009. Estudo do efeito antibacteriano do 45S5
   Bioglasss. J. Mater. Sci: Mater. Med. 20, 281286.
8. Hench, L.L., 2006. A história do Bioglasss. J. Mater. Sci: Mater. Med. 17, 967978
9. Hench, L.L., Splinter, R.J., Allen, W., Greenlee, T., 1971. Mecanismos de ligação na interface de materiais protéticos cerâmicos. J. Biomed. Mater. Res. 5, 117141.
10. Huang, W., Day, D.E., Kittiratanapiboon, K., Rahaman, M.N., 2006a. Cinética e mecanismos da conversão de vidros de silicato (455), borato e borossilicato em hidroxiapatita em soluções de fosfato diluídas. J. Mater. Sci: Mater. Med. 17, 583596.
11. Huang, W., Rahaman, M.N., Day, D.E., Li, Y., 2006b. Mechanisms for converting bioactive silicate, borate, and borosilicate glasses to hydroxyapatite in dilute phosphate solution. Phys. Chem. Glasses-European J. Glass Sci. Technol. B. 47, 647658
12. Yao, A., Wang, D., Huang, W., Fu, Q., Rahaman, M.N., Day, D.E., 2007. Características bioactivas in vitro de vidros à base de borato com comportamento de degradação controlável. J. Am. Ceramic Soc. 90, 303306.
13. Day, D., White, J., Brown, R., Mcmenamin, K., 2003. Transformação de vidros de borato em materiais biologicamente úteis. Glass Technol. 44, 758
14. Marion, N. W., Liang, W., Liang, W., Reilly, G.C., Day, D.E., Rahaman, M.N., et al.,2005. O vidro de borato suporta a diferenciação osteogénica in vitro de células estaminais mesenquimais humanas. Mech. Adv. Mater. Struct. 12, 239246.

15. Fu, Q., Rahaman, M.N., Fu, H., Liu, X., 2010. Scaffolds de vidro bioativo de silicato, borosilicato e borato com taxa de degradação controlável para aplicações de engenharia de tecido ósseo. I. Preparação e degradação in vitro. J. Biomed. Mater. Res. A. 95, 164171.

16. Liu, X., Xie, Z., Zhang, C., Pan, H., Rahaman, M.N., Zhang, X., et al., 2010. Bioactive borate glass scaffolds: in vitro and in vivo evaluation for use as a drug delivery system in the treatment of bone infection. J. Mater. Sci: Mater. Med. 21, 575582.

17. Brown, R.F., Dwilewiez, A.B., Huang, W.-H., Li, Y., Rahaman, M., Bal, B.S., et al.,2008. Conversão de vidro borato em hidroxiapatita e seu efeito na proliferação de célulasMC3T3- E1. J. Biomed. Mater. Res. A. 88, 392400

18. Uo, M., Mizuno, M., Kuboki, Y., Makishima, A., Watari, F., 1998. Propriedades e citotoxicidade de vidros Na20CaOP205 solúveis em água. Biomaterials. 19, 22772284.

19. Kaur, G., Pickrell, G., Sriranganathan, N., Kumar, V., Homa, D., 2015. Revisão e o estado da arte: solgel e vidros bioactivos temperados por fusão para engenharia de tecidos.J. Biomed. Mater. Res. B: Appl. Biomater. 104, 12481275

20. Flory, P.J., 1953. Principles of Polymer Chemistry. Cornell University Press, Ithaca

21. West, J., Hench, L., 1990. O processo de solgel. Chem. Rev. 90, 3372

22. Klemperer, W., Mainz, V., Ramamurthi, S., Rosenberg, F., Brinker, C., Clark, D., et al., 1988. Melhores cerâmicas através da Química III. Sociedade de Investigação de Materiais, Pittsburgh

23. Mackenzie, J.D., Ulrich, D.R., 1988. Ultrastructure Processing of Advanced Ceramics (Processamento ultra-estrutural de cerâmicas avançadas). Wiley, Nova Iorque.

24. Brink, M., Turunen, T., Happonen, R.P., Yli-Urpo, A., 1997. Dependência da composição da bioatividade dos vidros no sistema Na20-K20-MgO-CaO-B203-P205-S102. J. Biomed. Mater. Res. A. 37, 114121.

25. Zhang, X., Jia, W., Gu, Y., Xiao, W., Liu, X., Wang, D., et al., 2010. Implantes de vidro bioativo de borato carregados com teicoplanina para o tratamento da infeção óssea crónica num modelo de osteomielite da tíbia de coelho. Biomaterials. 31, 58655874.

26. Franks, K., Abrahams, I., Knowles, J., 2000. Desenvolvimento de vidros solúveis para uso biomédico - Parte I: Medição da solubilidade in vitro. J. Mater. Sci: Mater. Med, 11, 609614

27. Peiti Filho, O., Latorre, G.P., Hench, L., 1996. Efeito da cristalização na formação da camada de apatita do vidro bioativo 45%. J. Biomed. Mater. Res. 30, 509514

28. Kuru, B., Yilmaz, S., Argin, K., Noyan, U., 2006. Derivado de matriz de esmalte sozinho ou em combinação com um vidro bioativo em defeitos intra-ósseos largos. Clin. Oral. Investig. 10, 227234

29. Sculean, A., Barbe', G., Chiantella, G.C., Arweiler, N.B., Berakdar, M., Brecx, M.,2002. Avaliação clínica de
Derivado proteico da matriz do esmalte combinado com um vidro bioativo para o tratamento de defeitos periodontais intra-ósseos em humanos. J Periodontal .73,401408 .

27. Froum, S., Cho, S.-C., Rosenberg, E., Rohrer, M., Tarnow, D., 2002. Comparação histológica da cicatrização de alvéolos de extração implantados com vidro bioativo ou aloenxerto ósseo desmineralizado e congelado: um estudo piloto. J. Periodontol. 73, 94102.

28. Norton, M.R., Wilson, J., 2002. Implantes dentários colocados em locais de extração implantados com vidro bioativo: histologia humana e resultados clínicos. Int. J. Oral. Maxillofac. Implants. 17, 249257

29. Tadjoedin, E.S., de Lange, G.L., Holzmann, P.J., Kulper, L., Burger, E.H., 2000. Observações histológicas sobre biópsias colhidas após a elevação do pavimento do seio maxilar utilizando um material de vidro bioativo de tamanho reduzido. Clin. Oral. Implants Res. 11, 334344

30. Vallet-Regi', M., 2001. Cerâmica para aplicações médicas. J. Chem. Soc., Dalton Trans.97108.

31. Zaner, D.J., Yukna, R.A., 1984. Tamanho de partícula de materiais de enxerto ósseo periodontal. J. Periodontol. 55, 406409.

32. Nakashima, K., Zhou, X., Kunkel, G., Zhang, Z., Deng, J.M., Behringer, R.R., et al.,2002. O novo fator de transcrição contendo dedo de zinco osterix é necessário para a diferenciação de osteoblastos e formação óssea. Cell. 108, 1729

33. Yoshikawa, H., Myoui, A., 2005. Engenharia de tecido ósseo com cerâmica porosa de hidroxiapatita. J. Artif. Organs. 8, 131136.

34. Klein, C.P., de Blieck-Hogemrst, J., Wolket, J., de Groot, K., 1990. Estudos da solubilidade de diferentes partículas de cerâmica de fosfato de cálcio in vitro. Biomaterials. 11, 509512.

35. Bell, L., Mika, H., Kruger, B., 1978. Produto de solubilidade de hidroxiapatita sintética e estequiometria de dissolução. Arch. Oral. Biol. 23, 3293

36. Bohner, M., Lemaitre, J., 2009. A bioatividade pode ser testada in vitro com a solução SBF? Biomaterials. 30, 21752179.

37. Ogata, K., Imazato, S., Ehara, A., Ebisu, S., Kinomoto, Y., Nakano, T., et al., 2005.
Comparação das respostas dos osteoblastos aos compósitos de hidroxiapatite e hidroxiapatite/fosfato de cálcio solúvel. J. Biomed. Mater. Res. A. 72, 127135

38. Barre re, F., van Blitterswijk, C.A., de Groot, K., 2006. Regeneração óssea: interacções moleculares e celulares com cerâmicas de fosfato de cálcio. Int. J. Nanomedicine. 1,

39. Ducheyne, P., Radin, S., King, L., 1993. O efeito da composição e estrutura da cerâmica de fosfato de cálcio no comportamento in vitro. I. Dissolução. J. Biomed. Mater. Res.A. 27, 2534.

40. Ferna, E., Gil, F., Ginebra, M., Driessens, F., Planell, J., Best, S., 1999. Cimentos ósseos de fosfato de cálcio para aplicações clínicas. Parte I: química da solução. J. Mater. Sci: Mater. Med. 10, 169176.

41. Ter Brugge, P.J., Wolke, J.G., Jansen, J.A., 2003. Efeito da composição e cristalinidade do revestimento de fosfato de cálcio na resposta das células osteogénicas in vitro. Clin. Oral. Implants Res. 14, 472480

42. Popp, J.R., Laflin, K.E., Love, B.J., Goldstein, A.S., 2012. Fabrico e caraterização de microesferas de poli (ácido lático-co-glicólico) / andaimes de fosfato de cálcio amorfo. J. Tissue. Eng. Regen. Med. 6, 1220.

43. Zhao, J., Liu, Y., Sun, W.-B., Zhang, H., 2011. Fosfato de cálcio amorfo e a sua aplicação em medicina dentária. Chem. Cent. J. 5, 40.

44. Combes, C., Rey, C., 2010. Fosfatos de cálcio amorfos: síntese, propriedades e utilizações em biomateriais. Ata Biomater. 6, 33623378.

45. West, J., Hench, L., 1990. O processo de solgel. Chem. Rev. 90, 3372. Whited, B.M., Skrtic, D., Love, B.J., Goldstein, A.S., 2006. Osteoblast response to zirconiahybridized pyrophosphate-stabilized amorphous calcium phosphate. J. Biomed. Mater. Res. A. 76, 596604.

46. Oreffo, R.O., Driessens, F.C., Planell, J.A., Triffitt, J.T., 1998. Efeitos de novos cimentos de fosfato de cálcio nas células fibroblásticas da medula óssea humana. Tiss. Eng. 4, 293303

47. Skrtic, D., Antonucci, J., Eanes, E., Brunworth, R., 2002. Fosfato de cálcio amorfo hibridizado com sílica e zircónia: efeito na transformação em hidroxiapatite.J. Biomed. Mater. Res. A. 59, 597604.

48. Bansal, S., Chauhan, V., Sharma, S., Maheshwari, R., Juyal, A., Raghuvanshi, S., 2009. Avaliação da hidroxiapatite e do fosfato beta-tricálcico misturados com aspirado de medula óssea como substituto de enxerto ósseo para fusão espinal posterolateral. Indian J.Orthop. 43, 234.

49. Zerbo, I.R., Zijderveld, S.A., de Boer, A., Bronckers, A.L., de Lange, G., Ten Bruggenkate, C.M., et al., 2004. Histomorfometria do aumento do pavimento do seio maxilar humano utilizando um fosfato beta-tricálcico poroso: um estudo prospetivo. Clin. Oral. Implants Res. 15, 724732

50. Sculean, A., Windisch, P., Szendroi-Kiss, D., Horvath, A., Rosta, P., Becker, J., et al.,2008. Avaliação clínica e histológica de um derivado da matriz de esmalte combinado com um fosfato de cálcio bifásico para o tratamento de defeitos periodontais intra-ósseos humanos. J. Periodontol. 79, 19911999.

51. Brkovic, B.M., Prasad, H.S., Rohrer, M.D., Konandreas, G., Agrogiannis, G., Antunovic, D., et al., 2012. Cones de fosfato beta-tricálcico/colagénio tipo I com ou sem uma membrana de barreira na cicatrização de alvéolos de extração humana: avaliação clínica, histológica, histomorfométrica e imunohistoquímica. Clin. Oral. Investig. 16, 581590

52. Lee, J.H., Jung, U.W., Kim, C.S., Choi, S.H., Cho, K.S., 2008. Avaliação histológica e clínica do aumento do seio maxilar utilizando fosfato de cálcio bifásico macroporoso em humanos. Clin. Oral. Implants. Res. 19, 767771.

53. Friedmann, A., Dard, M., Kleber, B.M., Bernimoulin, J.P., Bosshardt, D.D., 2009. Aumento do rebordo e enxerto do seio maxilar com um fosfato de cálcio bifásico: observações histológicas e histomorfométricas. Clin. Oral. Implants. Res. 20, 708714

54. Kim, B.S., Baez, C.E., Atala, A., 2000. Biomaterials for tissue engineering. World J Urol. 18, 29

55. Tabatabaei, F.S., Motamedian, S.R., Gholipour, F., Khosraviani, K., Khojasteh, A.,2012. Engenharia óssea craniomaxilofacial por scaffolds carregados com células estaminais: uma revisão sistemática. JDS. 30, 113130

56. Kleinman, H.K., Martin, G.R., 2005. Matrigel: matriz de membrana basal com atividade biológica. Semin Cancer Biol. 15, 378386.

57. Yang, C., Hillas, P.J., Baez, J.A., Nokelainen, M., Balan, J., Tang, J., et al., 2004. A aplicação de colagénio humano recombinante na engenharia de tecidos. BioDrugs. 18,

58. Ebner, R., Lackner, J., Waldhauser, W., Major, R., Czarnowska, E., Kustosz, R., et al., 2006. Novas películas nanocristalinas biocompatíveis à base de TiN. Tech. Sci.54.

59. Hall, H., Baechi, T., Hubbell, J.A., 2001. Propriedades moleculares de matrizes à base de fibrina para a promoção da angiogénese in vitro. Microvase Res. 62, 315326.

60. Galler, K.M., Cavender, A.C., Kocklue, U., Suggs, L.J., Schmalz, G., D'souza, R.N.,2011. Bioengenharia de células estaminais dentárias num gel de fibrina PEGylated. Regen Med. 6,191200.

61. Horst, O.V., Chavez, M.G., Jheon, A.H., Desai, T., Klein, O.D., 2012. Investigação de células estaminais e biomateriais na engenharia e regeneração de tecidos dentários. Dent Clin North Am. 56, 495520

62. Yuan, Z., Nie, H., Wang, S., Lee, C.H., Li, A., Fu, S.Y., et al., 2011. Seleção de biomateriais para a regeneração de dentes. Tissue Eng Part B Rev. 17, 373388.

63. Khanarian, N.T., Haney, N.M., Burga, R.A., Lu, H.H., 2012. Um andaime funcional de agarose-hidroxiapatita para regeneração da interface osteocondral. Biomaterials. 33, 52475258.

64. Alaminos, M., Del Carmen Sanchez-Quevedo, M., Munoz-Avila, J.1., Serrano, D.,
Medialdea, S., Carreras, L., et al., 2006. Construção de um substituto completo da córnea de coelho utilizando uma estrutura de fibrina-agarose. Invest Ophthalmol Vis Sci. 47, 33113317.

65. Gunatillake, P.A., Adhikari, R., 2003. Polímeros sintéticos biodegradáveis para engenharia de tecidos. Eur Cell Mater. 5, 116, discussão 16.

66. Sundback, C.A., Shyu, J.Y., Wang, Y., Faquin, W.C., Langer, R.S., Vacanti, J.P., et al., 2005. Análise da biocompatibilidade do poli(sebacato de glicerol) como material de guia nervoso. Biomaterials. 26, 54545464.

67. Henslee, A.M., Gwak, D.H., Mikos, A.G., Kasper, F.K., 2012. Desenvolvimento de um cimento ósseo biodegradável para aplicações craniofaciais. J Biomed Mater Res A. 100, 22522259.

68. Neumann, A., Kevenhoerster, K., 2009. Biomateriais para a reconstrução craniofacial.
GMS Curr Top Otorhinolaryngol Head Neck Surg. 8, Doc08

69. Tollemar, V., Collier, Z.J., Mohammed, M.K., Lee, M.J., Ameer, G.A., Reid, R.R.,2016. Células estaminais, factores de crescimento e andaimes na medicina regenerativa craniofacial.Genes Dis. 3, 5671.

70. Ratner, B., 1993. New ideas in biomaterials science a path to engineered biomaterials. J. Biomed. Mater. Res. 27, 837850

71. Sommerfeldt, D.W., Rubin, C.T., 2001. Biology of bone and how it orchestrates the form and function of the skeleton (Biologia do osso e como ele orquestra a forma e a função do esqueleto). Eur. Spine J.S86S95

72. Sefat, F., Khaghani, S.A., Nejatian, T., Genedy, M., Abdeldayem, A., Salehi

73. Moghadam, Z., et al., 2015. Os isómeros do fator de crescimento transformador beta (TGF-B) influenciam o descolamento celular das células ósseas MG-63. Células de Tecido. 47, 567574.

74. Furtos, G., Silaghi-Dumitrescu, L., Lewandowska, K., Sionkowska, A., Pascuta, P.,2016. Biocompósitos para aplicação ortopédica e dentária. Key Eng. Mater.672.

75. Caffesse, R.G., Smith, B.A., Duff, B., Morrison, E.C., Merrill, D., Becker, W., 1990.
Furcações de classe II tratadas por regeneração tecidual guiada em humanos: relatos de casos. J. Periodontol. 61, 510514

76. Bottino, M.C., Thomas, V., 2015. Membranas para regeneração periodontal uma perspetiva de materiais. Front. Oral Biol. 17, 90100

77. Bauer, T.W., Muschler, G.F., 2000. Materiais de enxerto ósseo. Uma visão geral da ciência básica. Clin. Orthop. Relat. Res. 371, 1027.

78. Sheikh, Z., Abdallah, M., Nader, H., 2014. In: Matinlinna, J.P. (Ed.), Handbook of Oral Biomaterials (Manual de biomateriais orais). Pan Stanford Publishing Pte. Ltd, Singapura.

79. Dorozhkin, S.V., 2010b. Ortofosfatos de cálcio como biocerâmica: estado da arte. J. Funct. Biomater. 1, 22107

80. Mooney, D.J., Cima, L., Langer, R., Johnson, L., Hansen, L.K., Ingber, D.E., et al, 1991. Princípios da engenharia e reconstrução de tecidos utilizando construções de células poliméricas. In: MRS Proceedings. Cambridge University Press, p. 345.

81. Liao, S., Wang, W., Uo, M., Ohkawa, S., Akasaka, T., Tamura, K., et al., 2005. Uma membrana composta de hidroxiapatite/colagénio/PLGA nano-carbonatada de três camadas para regeneração guiada de tecidos. Biomaterials. 26, 75647571.

82. Whang, K., Thomas, C., Healy, K., Nuber, G., 1995. Um novo método para fabricar andaimes bioabsorvíveis. Polymer. 36, 837842

83. Arras, M.M., Grasl, C., Bergmeister, H., Schima, H., 2012. Electrospinning de fibras alinhadas com orientação ajustável usando eletrodos auxiliares. Sci. Technol. Adv. Mater. 13, 035008

84. Kumbar, S., Laurencin, C., Deng, M., 2014. Polímeros biomédicos naturais e sintéticos. Newnes.

85. Wong, K.V., Hernandez, A., 2012. Uma revisão do fabrico aditivo. ISRN Mech. Eng.2012.

86. Skoog, S.A., Goering, P.L., Narayan, R.J., 2014. Estereolitografia na engenharia de tecidos. J. Mater. Sci: Mater. Med. 25, 845856.

87. Gupte, M., Ma, P., 2012. Scaffolds nanofibrosos para aplicações dentárias e craniofaciais. J. Dental Res. 91, 227234

88. Liu, J.-H., Ma, X., Xu, Y., Tang, H., Yang, S.-T., Yang, Y.-F., et al., 2017. Baixa toxicidade e acumulação de nanopartículas de óxido de zinco em ratos após 270 dias de suplementação alimentar consecutiva. Toxicol. Res.. Disponível em: http://dx.doi.org/10.1039/C6TX00370B.

89. Neel, E.A.A., Chrzanowski, W., Salih, V.M., Kim, H.-W., Knowles, J.C., 2014. Engenharia de tecidos em odontologia. J. Dent. 42, 915928

90. Lee, B.-K., 2013. Factores de crescimento na cirurgia oral e maxilofacial: potencialidades e desafios. J. Korean Assoc. Oral Maxillofac. Surg. 39, 255256.

91. Izumi, K., Takacs, G., Terashi, H., Feinberg, S.E., 1999. Desenvolvimento ex vivo de um equivalente composto de mucosa oral humana. J. Oral Maxillofac. Surg. 57, 571577, discussão 577-8.

92. Nakamura, T., Endo, K., Cooper, L.J., Fullwood, N.J., Tanifuji, N., Tsuzuki, M., et al., 2003. A cultura bem sucedida e o transplante autólogo de células epiteliais da mucosa oral de coelho em membrana amniótica. Invest Ophthalmol. Vis. Sci. 44, 106116

93. Purdue, G.F., 1997. Estudo principal de eficácia e segurança do Dermagraft-TC. J. Burn Care Rehabil. 18, S13S14

94. Moriyama, T., Asahina, I., Ishii, M., Oda, M., Ishii, Y., Enomoto, S., 2001. Desenvolvimento de um compósito de cultura de mucosa oral utilizando uma matriz de esponja de colagénio e 415427 gel de colagénio contraído: um estudo preliminar para aplicações clínicas. Tissue Eng. 7,

95. MacCallum, D.K., Lillie, J.H., 1990. Evidence for autoregulation of cell division and Pharmacol. 3, 8696
trânsito celular em queratinócitos cultivados em colagénio numa interface ar-líquido. Skin 95. Nimni, M.E., 1995. Colagénio: estrutura molecular e propriedades biomateriais. In: Wise, E.A. (Ed.), Encyclopedic Handbook of

Biomaterials and Bioengineering Part A: Materials. Marcel Dekker Inc, Nova Iorque.

96. Izumi, K., Terashi, H., Marcelo, C.L., Feinberg, S.E., 2000. Desenvolvimento e caraterização de um equivalente de mucosa oral humana com engenharia de tecidos produzido num sistema de cultura sem soro. J. Dent. Res. 79, 798805

97. Yoshizawa, M., Feinberg, S.E., Marcelo, C.L., Elner, V.M., 2004. Conjuntiva humana produzida ex vivo e equivalentes de mucosa oral cultivados num sistema de cultura sem soro. J. Oral Maxillofac. Surg. 62, 980988

98. Khan, Y., Yaszemski, M., Mikos, A., Laurencin, C., 2008. Tissue engineering of bone: material and matrix considerations. J. Bone Joint Surg. Am. 90((Suppl 1), 3642

99. Catros, S., Fricain, J.C., Guillotin, B., Pippenger, B., Bareille, R., Remy, M., et al.,2011. Bioimpressão assistida por laser para a criação de padrões a pedido de células osteoprogenitoras humanas e nano-hidroxiapatite. Biofabrication. 3, 025001.

100. Felice, P., Pistilli, R., Lizio, G., Pellegrino, G., Nisii, A., Marchetti, C., 2009. Enxerto ósseo ilíaco inlay versus onlay em mandíbula posterior atrófica: um ensaio clínico prospetivo controlado para a comparação de duas técnicas. Clin. Implant Dent. Related Res. 11 (Suppl 1), e69e82.

101. Young, C.S., Terada, S., Vacanti, J.P., Honda, M., Bartlett, J.D., Yelick, P.C., 2002. Engenharia de tecidos de estruturas dentárias complexas em estruturas de polímeros biodegradáveis. J. Dent. Res. 81, 695700.

102. Nakao, K., Morita, R., Saji, Y., Ishida, K., Tomita, Y., Ogawa, M., Saitoh, M., Tomooka, Y., Tsuji, T., 2007. O desenvolvimento de um método de germe de órgão de bioengenharia. Nat. Methods. 4, 227230

103. Ikeda, E., Morita, R., Nakao, K., Ishida, K., Nakamura, T., Takano-Yamamoto, T., Ogawa, M., Mizuno, M., Kasugai, S., Tsuji, T., 2009. Substituição de dente por bioengenharia totalmente funcional como terapia de substituição de órgão. Proc. Nati. Acad. Sci. USA. 106, 1347513480.

104. Honda, M.J., Tsuchiya, S., Sumita, Y., Sagara, H., Ueda, M., 2007. A sementeira sequencial de células epiteliais e mesenquimais para a regeneração de dentes com engenharia de tecidos. Biomaterials. 28, 680689.

105. Ohazama, A., Modino, S.A., Miletich, I., Sharpe, P.T., 2004. Engenharia de tecidos de dentes de murino baseada em células estaminais. J. Dent. Res. 83, 518522

106. Yanru Ren, Lu Fan, Said Alkidani, Lmo Liu, Steffen Emmert, Stevo Najman, Denis Rimashavskiy, Reinhard schettler, Ole jung, xin Xiong e Mike Barbeck, 2022. Membranas de barreira para regeneração óssea guiada (GBR): Um enfoque nos recentes avanços na membrana de colagénio.

107. Aprile P, Letourneur D, Simon-Yarza T. Membranas para regeneração óssea guiada: um caminho da bancada para a cabeceira. Adv Healthc Mater 2020;9(19):e2000707.

108. Fathi-Achachelouei M, Knopf-Marques H, Ribeiro da Silva CE, et al. Utilização de nanopartículas na engenharia de tecidos e medicina regenerativa. Front Bioeng Biotechnol 2019;7:113.

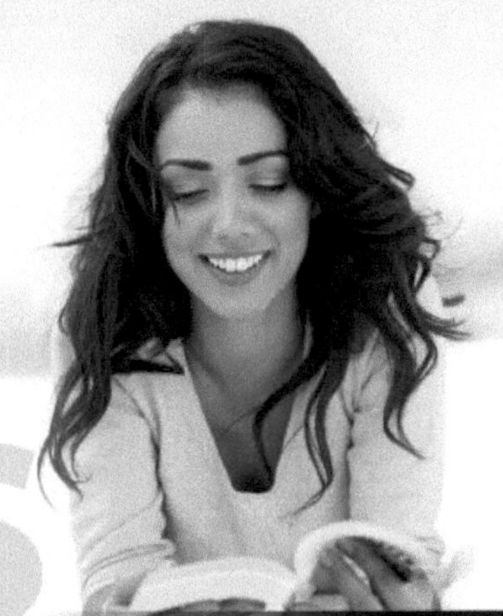

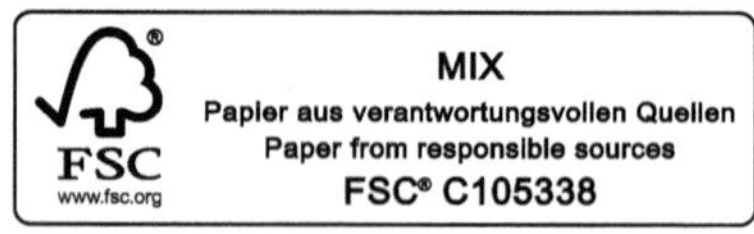

Printed by Books on Demand GmbH, Norderstedt / Germany